新发重大呼吸道传染病
实用护理管理指引

甘肃省护理学会 编

U0208311

甘肃科学技术出版社

图书在版编目（ＣＩＰ）数据

新发重大呼吸道传染病实用护理管理指引 ／ 甘肃省
护理学会编.-- 兰州 ： 甘肃科学技术出版社，2020.11
(2023.9重印)
ISBN 978-7-5424-2532-4

Ⅰ．①新… Ⅱ．①甘… Ⅲ．①传染病－护理 Ⅳ.
①R473.51

中国版本图书馆CIP数据核字(2020)第238561号

新发重大呼吸道传染病实用护理管理指引

甘肃省护理学会　编

责任编辑　陈　槟
封面设计　坤灵文化传媒

出　　版　甘肃科学技术出版社
社　　址　兰州市城关区曹家巷1号　730030
电　　话　0931-2131575(编辑部)　0931-8773237(发行部)

发　行　甘肃科学技术出版社　　印　刷　三河市铭诚印务有限公司
开　本　710毫米×1020毫米　1/16　印　张　21　插　页　2　字　数　420千
版　次　2022年3月第1版
印　次　2023年9月第2次印刷
印　数　1001~2050
书　号　ISBN 978-7-5424-2532-4　　定　价　155.00元

编　委　会

前　言

　　以新型冠状病毒肺炎（简称"新冠肺炎"）为代表的新发重大呼吸道传染病传播速度极快、感染范围极广，若防控不力，则会导致短期内暴发，将严重威胁着人民健康安全和社会经济发展。护理工作是卫生健康事业的重要组成部分，在传染病防控中发挥着不可替代的作用；科学化的护理管理有助于规范护理人员新发重大呼吸道传染病的防控行为，提升防控水平。目前，新发重大呼吸道传染病防控工作面临重大挑战，如何开展该类传染病的护理管理，进一步提升防控能力，是值得广大护理工作者探讨的问题。

　　本书基于最佳临床证据，并结合新发重大呼吸道传染病护理管理的阶段性经验，以新型冠状病毒肺炎为例，系统地阐述了新发重大呼吸道传染病的护理管理体系、制度、流程、防控措施、质量评价等，旨在为各级各类医疗机构护理管理者和护理人员提供一本兼具科学性和实用性的新发重大呼吸道传染病护理管理参考书，提升护理人员的防控能力。

　　本书编写过程中，得到了各参编单位的大力支持和鼎力相助，在此向他们致以由衷的感谢！尽管全体编委竭尽心智、精益求精，力争保证本书质量，但是由于编写时间仓促，水平有限，难免会有不足之处，敬请各位读者不吝指正。

编 者

2021 年 12 月

目　录

第一章　新发重大传染病概述

第一节　新发重大传染病简介

　　回顾传染病防治法律法规及相关学界研究，目前国际上对于新发重大传染病并没有统一的概念或界定标准，通过文献查阅及分析得出新发重大传染病的概念应包含新发传染病和重大传染病两个要素。新发传染病最早由美国国家科学院医药研究所提出，其后美国医学研究所将其定义为最近 20 年发生明显增多或在其发生后不久增加对人类威胁的新发现的、重新肆虐的或出现抗药性的传染病。而国内学者将新发传染病定义为自 20 世纪 70 年代以来新发现、新出现和重新出现（或流行）的传染病。重大传染病是指某种传染病在短时间内发生，波及范围广泛，出现大量病患或死亡病例，发病率远远超过常年发病水平，且迅速蔓延，短时间内跨越省界、国界，甚至洲界，形成世界性大流行的传染病，不仅专指《传染病防治法》中的甲类传染病，还包括乙、丙类传染病暴发和多例死亡、新发传染病的疑似病例等。

　　综上所述，新发重大传染病定义为在短时间内造成大量感染或死亡的新发现、新出现和重新出现（或流行）的传染病。近年来，随着全球气候变暖、生态环境恶化、城市化进程加速、病原微生物基因突变等自然及社会因素的影响，新发重大传染病不断出现，预防和控制难度逐步增大，成为全球共同面临的公共卫生难题。

新发重大传染病如非典型性肺炎（SARS）、甲型 H1N1 流感、人禽流感等均具有发病急、病因复杂、传播力强、传播方式多变以及不易控制等特点，以致各级医疗机构往往在疫情初期对其认识不足，缺乏及时有效的应对，容易造成疫情暴发，进而引发经济损失以及社会恐慌等，影响社会稳定和经济发展。以此次新型冠状病毒肺炎（Corona Virus Disease, C0V1D-19）为例，自 2019 年 12 月暴发以来，截至 2021 年 3 月 10 日，全球累计确诊病例超 1 亿例，死亡 260 万例。新型冠状病毒（SARS-CoV-2）传染性极强，人群普遍易感，主要引起呼吸道感染症状，危重患者伴随其他系统并发症，目前尚无特效的预防和治疗手段，不仅对人类健康构成严重威胁，还给全球社会经济发展带来了巨大负面影响。

第二节　新型冠状病毒肺炎概述

新型冠状病毒肺炎（Corona Virus Disease, COV1D-19），简称新冠肺炎，指新型冠状病毒感染导致的肺炎。该病作为急性呼吸道传染病，目前已成为全球性重大的公共卫生事件，被纳入《中华人民共和国传染病防治法》规定的乙类传染病，但采取甲类传染病的预防、控制措施，同时被纳入《中华人民共和国国境卫生检疫法》规定的检疫传染病管理。

一、病原学特点

新型冠状病毒（SARS-CoV-2）是 β 属冠状病毒的一种新型病毒，有包膜，颗粒呈圆形或椭圆形，常为多形性。基因特征与 SARSr-CoV 和 MERSr-CoV 有明显区别。目前研究显示，与蝙蝠 SARS 样冠状病毒（bat-SL-CoVZO45）同源性在 85% 以上。病毒对紫外线和热敏感，56℃

30min、乙醚、75%酒精、含氯消毒剂、过氧乙酸和氯仿等脂溶剂均可有效灭活病毒，氯己定不能有效灭活病毒。

二、流行病学特点

（一）传染源

传染源主要是新型冠状病毒感染的患者和无症状感染者，在潜伏期即有传染性，发病5d内传染性较强。

（二）传染途径

经呼吸道飞沫和密切接触传播为主要的传播途径，接触病毒污染的物品也可造成感染。在相对封闭的环境中长时间暴露于高浓度气溶胶的情况下存在经气溶胶传播的可能，由于在粪便及尿液中分离到新型冠状病毒，也应注意粪便及尿液对环境污染造成气溶胶或接触传播。

（三）易感人群

人群普遍易感。感染后或接种新型冠状病毒疫苗后可获得一定的免疫力，但持续时间尚不明确。

三、临床特点

（一）临床表现

潜伏期1~14d，多为3~7d。以发热、干咳、乏力为主要表现，部分患者以嗅觉、味觉减退或丧失等为首发症状。少数患者伴有鼻塞、流涕、咽痛、结膜炎、肌痛和腹泻等症状，发病早期还伴有白细胞总数正常或降低，淋巴细胞计数正常或减少。重症患者多在发病一周后出现呼吸困难或低氧血症，严重者可快速进展为急性呼吸窘迫综合征、脓毒症休克、难以纠正的代谢性酸中毒和出凝血功能障碍及多器官衰竭等。极少数患者还可有中枢神经系统受累及肢端缺血性坏死等表现。重症、危重症患者病程中可为中低热，甚至无明显发热。轻型患者仅表现为低热、轻微乏力、嗅觉及味觉障碍等，无肺炎表现。少数患者在感染新型冠状病毒后可无明显临床症状。

多数患者预后良好，少数患者病情危重，多见于老年人、有慢性基础疾病者、晚期妊娠和围产期女性、肥胖人群。

儿童病例症状相对较轻，部分儿童及新生儿病例症状可不典型，表现为呕吐、腹泻等消化道症状或仅表现为反应差、呼吸急促。极少数儿童可有多系统炎症综合征（MIS-C），出现类似川崎病或不典型川崎病表现、中毒性休克综合征或巨噬细胞活化综合征等，多发生于恢复期。主要表现为发热伴皮疹、非化脓性结膜炎、黏膜炎症、低血压或休克、凝血障碍、急性消化道症状等。一旦发生，病情可在短期内急剧恶化。

（二）实验室检查

发病早期外周血白细胞总数正常或减少，淋巴细胞计数正常或减少，部分患者可出现肝酶、乳酸脱氢酶（LDH）、肌酶、肌红蛋白、肌钙蛋白和铁蛋白增高。多数患者 C 反应蛋白（CRP）和血沉升高，降钙素原正常。严重者 D-二聚体升高，外周血淋巴细胞进行性减少。重型、危重型患者常有炎症因子升高。在鼻拭子、咽拭子、痰、下呼吸道分泌物、血液、粪便等标本中可检测出新型冠状病毒核酸。

（三）胸部 CT 检查

早期呈现多发小斑片影及间质改变，以肺外带明显。进而发展为双肺多发毛玻璃影、浸润影，严重者可出现肺实变，胸腔积液少见。MIS-C时，心功能不全患者可见心影增大和肺水肿。

四、诊断标准

（一）疑似病例

结合下述流行病学史和临床表现综合分析：有流行病学史中的任何 1 条，且符合临床表现中任意 2 条；无明确流行病学史的，符合临床表现中的任意 2 条，同时新型冠状病毒特异性 IgM 抗体阳性（近期接种过新型冠状病毒疫苗者不作为参考指标）；无明确流行病学史的；或符合临床表现中的 3 条。

1. 流行病学史

（1）发病前 14d 内有病例报告社区的旅行史或居住史。

（2）发病前 14d 内与新型冠状病毒感染的患者和无症状感染者有接触史。

（3）发病前 14d 内曾接触过来自有病例报告社区的发热或有呼吸道症状的患者。

（4）聚集性发病（2 周内在小范围，如家庭、办公室、学校、班级等场所，出现 2 例及以上发热和/或呼吸道症状的病例）。

2. 临床表现

（1）发热和/或呼吸道症状等新冠肺炎相关临床表现。

（2）具有新型冠状病毒肺炎影像学特征。

（3）发病早期白细胞总数正常或降低，淋巴细胞计数正常或减少。

疑似病例连续两次新型冠状病毒核酸检测呈阴性（采样时间至少间隔 24h）且发病 7d 后新型冠状病毒特异性抗体 IgM 和 IgG 仍为阴性，可排除疑似病例诊断。

（二）确诊病例

疑似病例，具备以下病原学或血清学证据之一者：

1. 实时荧光 RT-PCR 检测新型冠状病毒核酸阳性。

2. 病毒基因测序，与已知的新型冠状病毒高度同源。

3. 血清新型冠状病毒特异性 IgM 抗体和特异性 IgG 抗体阳性（近期接种过新冠病毒疫苗者不作为参考指标）。

4. 血清新型冠状病毒特异性 IgG 抗体由阴性转为阳性，或恢复期血清特异性 IgG 抗体滴度较急性期呈 4 倍及以上升高。

五、临床分型

（一）轻型

临床症状轻微，影像学未见肺炎表现。

（二）普通型

具有发热、呼吸道等症状，影像学可见肺炎表现。

（三）重型

成人符合下列任何一条：

1. 出现气促，呼吸频率（respiratory rate，RR）≥30 次/min。

2. 静息状态下，吸空气时指氧饱和度（SpO_2）≤93%。

3. 动脉血氧分压（PaO_2）/吸氧浓度（FiO_2）≤300mmHg（1mmHg=0.133kPa）。

4. 临床症状进行性加重，肺部影像学显示 24~48h 内病灶明显进展 >50%者按重型管理。

儿童符合下列任何一条：

1. 持续高热超过 3d。

2. 出现气促（<2 月龄，RR≥60 次/min；2~12 月龄，RR≥50 次/min；1~5 岁，RR≥40 次/min；>5 岁，RR≥30 次/min），除外发热和哭闹的影响。

3. 静息状态下，吸空气时指氧饱和度≤93%。

4. 辅助呼吸（鼻翼扇动、三凹征）。

5. 出现嗜睡、惊厥。

6. 拒食或喂养困难，有脱水征。

（四）危重型

符合以下情况之一者：

1. 出现呼吸衰竭，且需要机械通气。

2. 出现休克。

3. 合并其他器官功能衰竭需 ICU 监护治疗。

六、治疗原则

（一）根据病情确定治疗场所

1. 疑似及确诊病例应在具备有效隔离条件和防护条件的定点医院隔离治疗，疑似病例应单人单间隔离治疗，确诊病例可多人收治在同一病室。

2. 危重型病例应当尽早收入 ICU 治疗。

（二）一般治疗

1. 卧床休息，加强支持治疗，保证充分能量摄入；注意水、电解质平衡，维持内环境稳定；密切监测生命体征、指氧饱和度等。

2. 根据病情监测生命体征、血常规、尿常规、CRP、生化指标（肝酶、心肌酶、肾功能等）、凝血功能、动脉血气分析、胸部影像学等，有条件者可行细胞因子检测。

3. 及时给予有效氧疗措施，包括鼻导管、面罩给氧和经鼻高流量氧疗。有条件者可采用氢氧混合吸入气（H_2/O_2：66.6%/33.3%）治疗。

4. 抗病毒治疗，注意药物的不良反应及相互作用。

5. 必要时抗菌药物治疗，避免盲目或不恰当使用抗菌药物，尤其是联合使用广谱抗菌药物。

（三）重型、危重型病例的治疗

1. 治疗原则

在对症治疗的基础上，积极防治并发症，治疗基础疾病，预防继发感染，及时进行器官功能支持。

2. 呼吸支持

（1）鼻导管或面罩吸氧：PaO_2/FiO_2 低于 300mmHg 的重型患者均应立即给予氧疗。接受鼻导管或面罩吸氧后，短时间（1~2h）密切观察，若呼吸窘迫和/或低氧血症无改善，应使用经鼻高流量氧疗（HFNC）或无创通气（NIV）。

（2）有创机械通气：一般情况下，PaO_2/FiO_2 低于 150mmHg，应考虑气管插管，实施有创机械通气。但鉴于重症新型冠状病毒肺炎患者低氧血症的临床表现不典型，不应单纯把 PaO_2/FiO_2 是否达标作为气管插管和有创机械通气的指征，而应结合患者的临床表现和器官功能情况实时进行评估。值得注意的是，延误气管插管带来的危害可能更大。

早期恰当的有创机械通气治疗是危重型患者重要的治疗手段。实施肺保护性机械通气策略，对于中重度急性呼吸窘迫综合征患者，或有创机

械通气 FiO_2 高于 50% 时，可采用肺复张治疗。并根据肺复张的反应性，决定是否反复实施肺复张手法。应注意，部分新冠肺炎患者肺可复张性较差，应避免过高的 PEEP 导致气压伤。

（3）气道管理：加强气道湿化，建议采用主动加热湿化器，有条件的使用环路加热导丝保证湿化效果；建议使用密闭式吸痰，必要时气管镜吸痰；积极进行气道廓清治疗，如振动排痰、高频胸廓振荡、体位引流等；在氧合及血流动力学稳定的情况下，尽早开展被动及主动活动，促进痰液引流及肺康复。

（4）体外膜肺氧合（ECMO）：在最优的机械通气条件下（$FiO_2 \geqslant$ 80%，潮气量为 6ml/kg 理想体重，PEEP$\geqslant$5cmH$_2$O，且无禁忌证），且保护性通气和俯卧位通气效果不佳，并符合以下之一，应尽早考虑评估实施 ECMO。

① PaO_2/FiO_2<50mmHg 超过 3h；

② PaO_2/FiO_2<80mmHg 超过 6h；

③ 动脉血 pH<7.25 且 $PaCO_2$>60mmHg 超过 6h，且呼吸频率>35 次/min；

④ 呼吸频率>35 次/min 时，动脉血 pH<7.2 且平台压>30cmH$_2$O；

⑤ 合并心源性休克或者心脏骤停。

符合 ECMO 指征，且无禁忌证的危重型患者，应尽早启动 ECMO 治疗，避免延误时机，导致患者预后不良。

ECMO 模式选择。仅需呼吸支持时选用静脉-静脉方式 ECMO（VV-ECMO），是最为常用的方式；需呼吸和循环同时支持则选用静脉-动脉方式 ECMO（VA-ECMO）；VA-ECMO 出现头臂部缺氧时可采用 VAV-ECMO 模式。实施 ECMO 后，严格实施肺保护性肺通气策略。推荐初始设置：潮气量<4~6ml/kg 理想体重，平台压≤25cmH$_2$O，驱动压<15cmH$_2$O，PEEP 5~15cmH$_2$O，呼吸频率 4~10 次/min，FiO_2<50%。对于氧合功能难以维持或吸气努力强、双肺重力依赖区实变明显或需积极气道分泌物引流的患者，可联合俯卧位通气。

儿童心肺代偿能力较成人弱，对缺氧更为敏感，需要应用比成人更积极的氧疗和通气支持策略，指征应适当放宽；不推荐常规应用肺复张。

3. 循环支持

危重型患者可合并休克，应在充分液体复苏的基础上，合理使用血管活性药物，密切监测患者血压、心率和尿量的变化，以及乳酸和碱剩余。必要时进行血流动力学监测，指导输液和血管活性药物使用，改善组织灌注。

4. 抗凝治疗

重型或危重型患者合并血栓栓塞风险较高。对无抗凝禁忌证者，同时D-二聚体明显增高者，建议预防性使用抗凝药物。发生血栓栓塞事件时，按照相应指南进行抗凝治疗。

5. 急性肾损伤和肾替代治疗

危重型患者可合并急性肾损伤，应积极寻找病因，如低灌注和药物等因素。在积极纠正病因的同时，注意维持水、电解质、酸碱平衡。连续性肾替代治疗（CRRT）的指征包括：①高钾血症；②严重酸中毒；③利尿剂无效的肺水肿或水负荷过多。

6. 血液净化治疗

血液净化系统包括血浆置换、吸附、灌流、血液/血浆滤过等，能清除炎症因子，阻断"细胞因子风暴"，从而减轻炎症反应对机体的损伤，可用于重型、危重型患者细胞因子风暴早中期的救治。

7. 儿童多系统炎症综合征

治疗原则是多学科合作，尽早抗炎、纠正休克和出凝血功能障碍、脏器功能支持，必要时抗感染治疗。有典型或不典型川崎病表现者，与川崎病经典治疗方案相似。以静脉用丙种球蛋白（IVIG）、糖皮质激素及口服阿司匹林等治疗为主。

8. 其他治疗措施

可考虑使用血必净治疗；可使用肠道微生态调节剂，维持肠道微生态平衡，预防继发细菌感染；儿童重型、危重型病例可酌情考虑使用IVIG。

妊娠合并重型或危重型患者应积极终止妊娠，剖宫产为首选。

患者常存在焦虑恐惧情绪，应当加强心理疏导，必要时辅以药物治疗。

（四）中医治疗

本病属于中医"疫"病范畴，中医治疗分为医学观察期和临床治疗期（确诊病例）。根据患者病情、当地气候特点以及不同体质等情况参照国家卫生健康委《新型冠状病毒肺炎诊疗方案（试行第八版)》推荐的方案进行辨证论治。

参考文献

[1] 吴欣娟，孙红.实用新型冠状病毒肺炎护理手册[M].北京:人民卫生出版社,2020.

[2] 李葆华，付卫.新冠肺炎防控期间综合医院的管理[M].北京:北京大学医学出版社,2020.

[3] 金荣华.新型冠状病毒肺炎[J].首都医科大学学报,2020,41(02):149-154.

[4] 国家卫生健康委员会办公厅.新型冠状病毒肺炎诊疗方案(试行第七版).2020.3.3.

第二章　护理人力资源管理体系

第一节　护理防控管理体系构建

护理人员是抗击疫情的中坚力量，在全面抗击疫情的关键时期，如何快速合理、科学有效地配置和管理，对于做好防控工作具有至关重要的作用。为了使护理管理忙而不乱、有章可循，按照"管理靠体系、调配按需求、培训有针对、使用要弹性、绩效显效果"的原则，实行人力资源配置与管理。

建立主管院长–护理部–科室护士长三级护理防控管理体系，作为疫情护理防控工作的管理核心，形成了医院防控工作领导组、职能管理部门和重点科室之间相互联动的良好格局，做到层次分明，责任明确，有计划、有落实地精细化管理，体现"管理靠体系"的原则。具体管理体系详见图 2-1。

一级决策层：即主管院长，主要任务是结合国家、省卫生健康委员会及医院总体部署要求进行统筹安排与协调管理。

二级控制层：由护理部主任、副主任进行管控，根据医院总体部署规划和目标，结合医院护理工作实际情况，共组建 3 个管理小组，分别为接

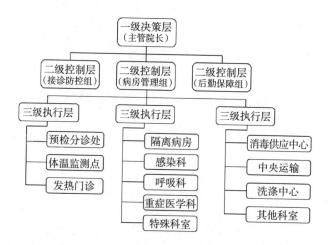

图 2-1 护理防控管理体系

诊防控组（负责对预检分诊处、体温监测处、发热门诊等疫情观察点统一协调管理）、病房管理组（负责对隔离病房、感染科、呼吸科、重症医学科等抗击疫情重点科室统一协调管理）以及后勤保障组（负责对消毒供应中心、中央运输、洗涤中心、其他科室等相关保障科室统一协调管理）。护理部制订防控工作相关制度与流程、护理人力资源调配方案等，各小组负责人实行"点对点"专项负责及与重点科室的工作对接。

三级执行层：主要由各临时工作点和相关科室护士长负责，作为三级护理防控管理体系的根基，负责贯彻落实医院护理防控管理制度及人力调配管理的要求，每个临时工作点和科室各负其责，认真执行完成具体的防控工作。疫情发生后，根据疫情特点和需求，迅速筹建预检分诊处、体温监测点及发热门诊三个工作点，组成接诊防控组的三级执行层。该层作为疫情防控的第一道防线，主要负责所有进入医院人员的预检分诊、体温监测、发热患者的疫情排查等工作。病房管理组的三级执行层主要负责疑似及确诊患者的留观治疗及临床护理。若患者确诊即转入感染科；若疑似解除，症状较重者转入重症医学科，症状较轻者转入呼吸科。后勤保障组的三级执行层承担本次疫情的后勤保障工作，如标本运输、医疗器械与物品消毒，以及隔离病区患者物资的统一调配与管理等。

第二节　护理人力资源的评估与配置

一、资源评估

（一）人员需求评估

需求评估是人力资源配置的首要环节。首先，需要接诊防控组的执行层负责人根据工作职责、疫情发展趋势制订整体人员需求计划；其次，病房管理组的执行层负责人对本辖区现有护理人员的年龄、工作年限、政治面貌、核心能力等综合因素进行评估后，确定需求计划；最后，提交至二级控制层进行全院护理人员的统筹规划。

（二）人员供给评估

近年来，我国在应对突发事件中获得了宝贵的经验，各医疗机构也逐渐重视应急救援，组建成立护理应急团队，并定期对其进行培训及应急演练。疫情发生时，二级控制层首先对护理应急团队成员进行综合评估，按照应急团队的学科方向、专业素质以及工作能力等条件，选拔出第一梯队成员。此外，非抗击新冠肺炎科室根据其护理工作情况及疫情防控需要，综合评估其护理人力资源情况，向护理部提交可支援人员名单。（护理部根据各科室工作性质、人力资源情况，确定科室护理人力调配优先等级。）

（三）整体评估与配置

二级控制层护理部根据三级执行层提交的人员需求计划、可支援名单以及应急团队第一梯队，结合对医院护理人力资源的整体评估，最终确定三级执行层护理人力调配优先等级和数量，报一级决策层主管院长审核。此外，为响应习近平总书记重要指示，充分发挥党员干部模范带头作用，在人力配置时优先考虑党员及入党积极分子。

二、资源配置

由于西部地区高学历护理人才匮乏及相关专业护理人员断层等问题较为突出，合理有效的人力资源配置显得尤为重要。针对此次疫情，护理人力资源配置遵循"调配按需求"的原则，并采用"梯队递补"的方法，对三级执行层各临时工作点和科室进行"分批次、有计划、有重点"的人力配置与调度，详见表2-1。每层次共设置三个梯队，第一梯队为先锋队，按照"以本科室为主，工作一致"原则进行选择，如预检分诊和体温检测第一梯队以门/急诊护理人员为主；隔离病房、感染科、呼吸科均由本科室护理人员承担；第二梯队为保障队，按照"工作相近"原则进行选

表2-1 护理人力配置方案

分组	观察点/科室	工作职责	第一梯队	第二梯队
接诊防控组	预检分诊处	进入医院人员预检分诊	门/急诊	体检中心
	体温监测点	进入医院人员体温监测	门/急诊	体检中心
	发热门诊	发热患者的观察与排查	应急队员党员	应急队员骨干
病房管理组	隔离病房	疑似患者的留观护理	应急队员党员呼吸科	应急队员骨干干部病房呼吸科
	感染科	确诊患者的治疗、护理	感染科、重症医学科	胸外科、血液净化中心
	呼吸科	疑似患者排除后，症状较轻患者的治疗、护理	呼吸科	干部病房呼吸科
	重症医学科	疑似患者排除后，症状较重患者的治疗、护理	重症医学科	有二级重症监护病房的科室
	特殊科室	儿童、孕产妇等疑似或确诊患者的专项护理	产科、儿科、NICU党员	产科、儿科、NICU骨干
后勤保障组	消毒供应中心	医疗器械、物品的消毒	消供中心党员	消供中心骨干
	中央运输	标本、药品的运送；患者转运	中央运输党员	中央运输骨干
	洗涤中心	医疗用物的清洗	洗涤中心党员	洗涤中心骨干
	抗疫医疗队	支援疫区	呼吸科、重症医学科	急诊科、胸外科、心外科

拔，如体检中心护理人员作为预检分诊与体温检测的第二梯队，其日常工作相近；第三梯队为后备队，主要由非抗击新冠科室护理人员组成。第一梯队率先投入工作，第二梯队依次递补，在疫情形势加重，人力短缺的情况下启动第三梯队，全力做好"打硬仗"和"打持久战"的准备。

（一）接诊防控组

护理人员工作在接触患者的最前线，其责任重、风险高、工作量大、强度高，因此根据一级决策层的整体部署，由二级控制层统筹安排，抽调人力，迅速组建成立预检分诊处、体温监测点及发热门诊。预检分诊处与体温监测点主要负责医院各入口人员的监测与排查，因此，第一梯队主要由门/急诊护士组成，且随着疫情的发展，门诊的开诊和住院患者的增加，设立第二梯队。第二梯队主要由体检中心护士组成。由于体检中心在此时期工作量相对较小，并且日常工作范畴与门诊相似，因此科室间更容易沟通与合作。此外，由于发热门诊患者病情的不确定性，需要护理人员具备一定的应急反应能力和工作能力，因此梯队人员为应急队员中的党员先锋。

（二）病房管理组

作为本次疫情防控的重中之重，病房管理组各科室肩负着巨大的压力。尤其是隔离病房和感染科，重点收治疑似或确诊患者，对护理人员的综合能力和熟练操作呼吸机等护理相关技术要求严格。因此，第一梯队由感染科、呼吸科、重症医学科、呼吸科护理骨干组成。考虑疫情的发展，患者病情的未知多变，因此，在组建第二梯队时，特别加入血液净化中心的骨干成员，能熟练使用血滤机。此外，如果患者排除疫情，症状较重者，则直接转入重症医学科室进行进一步对症治疗；症状较轻者，则转入呼吸科治疗。

鉴于疫情传染人群的广泛性，考虑到一部分特殊群体，例如孕产妇、儿童、新生儿，可以组建由产科、儿科、NICU三个科室护理骨干组成的特殊科室，一旦有该类人群就诊，能迅速抽调，达到专人专护。

（三）后勤保障组

本次防控工作离不开坚强的后勤保障。因此，为了确保前线标本运送、用物清洗消毒等重要工作的有序开展，二级控制层迅速将医院中央运输、洗涤中心、消毒供应中心三个科室工作人员集结起来，形成三组后勤保障组，分别由三级执行层护士长管理。

（四）抗疫医疗队

为了积极响应国家和卫健委"一方有难、八方支援"的号召，根据疫情及院内情况组建医疗队赴疫区支援。通过全院护理人员自愿报名的方式，由护理部全面评估、统一配置。秉持"党员优先、专业匹配、技术过硬、心理较强"的原则，组建抗疫护理梯队。

第三节　护理人力资源的培训与考核

培训是人力资源管理中的重要环节。新型冠状病毒肺炎是一种新型的传染病，为了保障所有医护人员和患者的生命安全与身体健康，需要对其进行严格地培训。按照"培训有针对"的原则，由三级护理防控管理体系整体部署、制订方案、更新调整、落实完成。一级决策层部署，二级控制层制订方案，三级执行层负责专项培训。

一、资源培训

为了充分调动全院护理人员的工作积极性，以高度的政治使命感和敬佑生命、救死扶伤、甘于奉献的职业精神，心无旁骛地投入到疫情防控工作中，首先要进行全员培训。二级控制层护理部认真落实一级决策层的部署安排，召开全院护理人员思想动员会，并组织相关培训，如新型冠状病毒相关知识、消毒隔离技术、自我防护知识等，确保每一位护理人员及时掌握新冠肺炎的相关理论知识和基本防护技能。除此之外，通过各科室及多媒体循环播放等措施，及时传播国家最新疫情防控科普知识，要求基本防控知识人人掌握。

此外，新冠肺炎防控有其特殊性，针对新冠肺炎的专项培训对每位护理人员进行自我防护及患者痊愈至关重要。二级控制层依据最新国家防控标准和指南，制订专项培训计划和调整培训内容，由三级执行层负责实施培训。例如接诊防控组重点培训预检分诊流程、发热登记注意事项、正确穿脱隔离衣、标本采集与注意事项等；病房管理组重点培训个人防护、呼吸机使用、病情观察及护理要点等；后勤保障组重点培训个人防护、标本转运、医疗物资回收清洗流程等。此外，由三级执行层各护士长对新配置人员开展多轮现场培训，如各工作点环境、布局、物品摆放、穿脱隔离衣、手卫生等，保证临床一线人员接收到最新的诊疗及护理知识。

二、培训考核

鉴于疫情防控工作的重要性，只有严格的考核才能确保每名在岗护理人员减少因操作或防护不当而发生的风险。二级控制层护理部根据三级执行层每组工作性质和要求，对其进行不同区域工作制度和流程、穿脱防护服流程、手卫生操作规范、消毒液配制原则等相关内容的培训，培训后分区域、分小组进行现场考核，严格执行"培训-考核-再培训-再考核"流程，直至护理人员考核100%通过。进入岗位后，随着各类防控指南的更新，由三级执行层护士长定期对考核内容进行更新，确保每名护理人员能及时掌握最新的防控知识与要点。

第四节　护理人力资源的使用

一、动态管理

三级护理防控管理体系建立后，二级控制层第一时间制订《抗击疫情时期护理人员管理制度》，要求三级执行层护理人员严格执行。为了跟踪防控工作进展，及时掌握每位护理人员工作负荷及健康状况，动态调整护理人力配置，做到"使用有弹性"。二级控制层建立微信群，由三级执行层护士长每日早晚固定时间汇报工作日志，包括诊疗人数、发热人数、留观人数等工作量以及护理人员工作情况、心理状态等，便于护理部了解各点工作动态和人员状态，并及时做出人员调配。与此同时，严格管理第二梯队保障队员，务必确保人力资源保障及时准确到位。

二、弹性排班

适宜的工作时长对患者安全和护士健康至关重要。上岗时间过短会导致护理人员频繁更换，对病区环境、调整的防控方案和护理流程不熟悉，容易出现差错隐患，也会导致防护物资的过度浪费；反之，上岗时间过长会导致护理人员工作负荷重、心理压力大，免疫力下降，容易导致感染隐患。因此，根据疫情趋势、岗位职责以及工作日志所反馈的工作量和护理人员健康状况等，二级控制层及时进行人员动态调整，三级执行层则根据各工作点实际情况执行"区域性"弹性排班。医院其他科室在保障一线护理工作人员充足的情况下，为避免交叉感染风险，亦可采用弹性排班。

以预检分诊点为例。由于疫情初期人员密度相对较低、流动性相对较小，采用"三班倒"的排班方式，每班人员配置少；随着疫情的迅速发展，结合西北地区天气早晚温差大、护士的工作性质和在岗人员反馈，早8点到晚8点之间人流量相对多，将工作时长调整为每4h一班，适当增加人员配置；晚8点到次日早8点之间人流量较少，固定一班岗，并设立备班，以应对突发事件的发生。其他各临时工作点及科室，也是按照弹性原则，随时进行调整，保障工作顺利进行。详见表2-2。

表 2-2 预检分诊处弹性排班列表

	班次	时间段	工作时长（h）	人员配置（人）	调整原因
初始期	A	08:00-15:00	7	2	1. 工作时间长 2. 负荷过重 3. 预检人数增多，人力配备不足
	P	15:00-22:00	7	2	
	N	22:00-次日8:00	10	2	
第一次调整	A1	08:00-12:00	4	4	1. 疫情防控期间车辆少，P班下班时间较迟，交通不便，存在安全隐患 2. 门诊开诊，人流量大幅提升，人力配置不足 3. 天气寒冷，工作时长较长
	A2	12:00-17:00	5	4	
	P	17:00-22:00	5	2	
	N	22:00-次日08:00	10	2	
第二次调整	A1	08:00-12:00	4	4	
	A2	12:00-16:00	4	4	
	P	16:00-20:00	4	4	
	N	20:00-次日08:00	12	2(备2)	

第五节 绩效管理

绩效管理是护理管理中的重要内容，其目的是增强护理人员的工作自主性与积极性。疫情防控期间，因医院工作侧重点有所调整，病房减容、新增病房、隔离点及疫情支援等情况的出现，需要根据各护理岗位工作情况，重新调整绩效方案，引导护理人员积极到"一线"工作，参与疫情防控。同时，新冠肺炎疫情防控工作具有风险高、压力大、负荷重的特点，为了更好地调动护理人员积极性，体现"绩效显效果"的原则，在一级决策层的部署下，二级控制层应制订行之有效的绩效管理办法。

一、目标管理

目标管理法可以直接反映工作内容，评价准确，结果直观，利于绩效改进与反馈。面对疫情，医院总体目标为：打赢疫情防控战，保证全院"零感染、零死亡、零失误"。一级决策层应根据医院总体战略目标制订二级控制层的工作目标，二级控制层再根据执行层各工作点的岗位职责、工作量、风险程度、技术难度等指标，在广泛征求执行层各护士长意见的基础上形成绩效考核目标，并经讨论、表决确定各岗位班次系数，形成方案提交一级决策层审核通过。如此一来，各层级科室能深入了解一级决策层指导思想和二级控制层的具体方案，再根据科室情况分解到具体的护理工作中。护理人员在具体护理工作中能做到相互合作、各司其职，分级别、分层次的实施各级目标。

二、绩效考核

由于疫情，医院需要重新根据各岗位调整绩效考核指标，确保真实反映护理人员的实际工作。绩效考核指标的选择应遵循以下三个主要原则：①导向性原则，即考核指标的内容及目要与医院针对新冠肺炎疫情的战略发展目标保持高度一致，是医院总体发展战略和目标的分解。可通过考核指标的设定，充分调动临床护理人员积极性，让更多的人投身于"一线工作"，如加大一线高风险岗位的绩效考核权重。②可量化原则，所有的指标都应该用具体的数值来量化评价，不宜用模棱两可的文字表达，即便是无法直接产生结果的过程性指标（如时间、效率等)，也应该进行量化评价，如将预检分诊岗位的上岗时间作为一个指标。③关键性原则，从医院总体来看，可纳入考核体系的指标不计其数，然而针对此次新冠肺炎的特殊性，一级决策层和二级控制层应理清主次、抓住关键，尤其是疫情中一些特殊工作如何进行指标的选择，例如采集咽拭子、发热患者的筛查等，确保考核结果真实性、有效性的同时，提高考核工作的效率。还有人性化原则，疫情防控下，非抗疫科室工作量出现了明显下降，出于对护理人员自身安全的考虑，避免人力的过度浪费，可实施提前休假、带薪休假等一系列举措；对于有必要上班的护理人员，也可以采取分散式的多班倒制度，进行弹性的工作安排。此外，新冠肺炎是以往从未接触过的公共卫生突发事件，其相关的护理工作也具有一定的不可预知性。因此，要综合考虑可行性，充分衡量人财物等资源配置，确保目标可及。

三、结果应用

绩效考核的结果主要用于绩效奖金分配，其原则为"多劳多得、优绩优酬、效率优先、兼顾公平"，即工作职责不同、岗位不同、班次不同、风险不同，绩效考核的结果就不同，奖金也不同，体现对抗击疫情一线岗位的认可。例如临床一线岗位与后勤保障岗位绩效系数有差别；即使在隔离病房内，污染区工作的责任护士与清洁区工作的办公护士，绩效系数也应有差别。此外，绩效考核的结果还用于评优选先、医德医风考评、人才培养选拔等。

第六节　护理人员的心理调适与干预

一、社会支持

家人的体贴和支持、亲友的关心和认同、同事的理解和鼓励都是一线医务人员感受温暖、肯定自我以及持续战斗的重要力量源泉。因此在条件允许的情况下，一线医护人员尽可能主动与自己的家人朋友保持联系，让自己在休息时尽可能脱去"职业角色"，在有限的时间里享受"自我"，回归"家庭角色"（父母、爱人、子女），重温其他"社会角色"（闺蜜、兄弟、同学），享受社会责任以外丰富、美好的个人时光。隔离病房的护士由于处于封闭的环境中与外界隔离增加了其应激反应，可以在休息时开展生活上的聊天、交流工作经验、跳舞、自身锻炼、打游戏等活动，营造轻松、欢快的氛围，同时加快彼此的了解、增加团队的凝聚力。

二、以人为本的管理

新冠肺炎暴发流行期间，护士主要担心的三个问题是"将新冠肺炎传染给家人""防护用品不够""自己被新冠肺炎传染"。担心自己或周围的人被新冠肺炎感染的程度越高，焦虑、抑郁情绪越严重。首先，护理管理者应完善目前的应急管理体系，尽力协调物资以减轻护士的担心。各病区准备清洁工具箱，供工作人员下班回家前清洁。其次，护理管理者应建立通畅的反馈途径，及时了解一线护理人员对特殊管理方式的需求和建议，可能的情况下弹性排班，并保持公平公正。一线护理人员工作压力大，这种情况下尤其要注重间歇的休息，条件允许也可留出一定的独处时间以便身心调整。保证充足的睡眠时间，缓解一天的疲劳感。再次，护理管理者还应为护士提供充足的物质保障，如隔离病房的护士每天进食单调的食物会影响营养状况，也会影响护士的情绪，因此可以为护士提供丰富多样的食物，并且可提供一些零食、水果等。

三、护士自我调节

（一）音乐疗法

优美的旋律能够减轻焦虑和抑郁等负性情绪。可以根据自己的个性和喜好，听一些舒缓的轻音乐或者听一些平常喜欢的音乐，保持心情平稳，放松身心，帮助减轻压力，改善情绪，提高心理的稳定性和韧性。

（二）放松疗法

躺在沙发或床上，保持舒适的姿势，集中注意力想象自己置身于特定的意境或风景，能够起到松弛和减轻焦虑的作用。

（三）写日记

遇到没人诉说时候，可以拿起笔胡乱涂鸦、尽情挥洒，写一段自己的心情故事或者记载一下自己感人的故事，日记可长可短，随心所欲地写，这也是舒缓心情的一种方法。

参考文献

[1] 于莹,齐滨,金宁宁,等.医院护理部应对突发疫情的组织管理工作[J].中华护理杂志,2003(07):51-53.

[2] 刘华玲,赵惠芬,曾奕明,等.护士综合应急能力培训体系的构建和实践[J].中华护理杂志,2019,54(08):1136-1141.

[3] 范清秋,金静芬,阮红芳,等.门诊护士定岗定位急救方案的构建及应用效果评价[J].中华护理杂志,2017,52(11):1333-1337.

[4] 阚庭,陈楚琳,黄燕,等.医护人员传染病突发事件核心应急能力指标体系的构建[J].中华护理杂志,2018,53(04):461-466.

[5] 吕扬,贾燕瑞,高凤莉.参与救治新发急性呼吸道传染病医护人员心理健康影响因素及应对策略[J].中国护理管理,2019,19(01):83-86.

[6] 刘东国,宣雅波,唐武军,等.应对新型冠状病毒肺炎疫情中医医疗机构防控策略探讨[J].北京中医药,2020,39(04):295-296.

第三章　不同区域护理相关制度

在疫情来临时做到"早发现、早报告、早隔离、早治疗"，并在控制疫情传播、降低感染率、提高治愈率、降低死亡率，感染防控、诊疗、处理并发症等方面不断摸索探究，根据传染病管理要求科学防治、运用中西医结合诊疗方案精准施策，最终总结了大量的临床经验，在护理管理体系下制订出不同区域护理相关制度，内容包括门诊、预检分诊、病区、患者及方舱医院 5 个区域护理相关制度，突出"全面""实用"两个特点，让护理管理工作的各个环节有章可循，并为工作职责、流程等的制订及实施提供了框架图。

第一节　门诊管理制度

一、发热门诊管理制度

1. 发热门诊应设置于医疗机构独立区域的独立建筑，标识醒目，具备独立出入口。发热门诊硬件设施要符合呼吸道传染病防控要求，与普通门（急）诊及医院其他区域间设置严密的硬隔离设施，不共用通道，通道之间不交叉，人流、物流、空气流严格物理隔离。发热门诊内要规范设置污染区和清洁区，并在污染区和清洁区之间至少设置 2 个缓冲间。每个缓冲间应至少满足 2 人同时脱卸个人防护用品。缓冲间房门密闭性好且彼此错开，不宜正面相对，开启方向应由清洁区开向污染区。

2. 发热门诊各区域和通道出入口应设有醒目标识。各区之间有严密的物理隔断，相互无交叉。患者专用通道、出入口设在污染区一端，医务人员专用通道、出入口设在清洁区一端。进出发热门诊的各类人员、不同物品，应按规定走专门的通道。遵循由清洁区→潜在污染区→污染区的流向，除非经过规定的消毒处理，不得逆流。

3. 发热门诊的空调系统应独立设置，设新风系统。每周应对空调回风滤网清洗消毒 1~2 次，对空调冷凝水集中收集，消毒后排放。如发现病例，应在病例转出后，及时对空调进行彻底消毒。发热门诊所有业务用房窗户应可开启，保持室内空气流通。通风不良的，可通过不同方向的排风扇组织气流方向从清洁区→缓冲间→污染区。

4. 发热门诊所有功能空间均应设手卫生设施，洗手设施应使用非手触式洗手装置。应配置空气或气溶胶消毒设施和其他有效的清洁消毒措施，符合消毒产品卫生安全评价标准的消毒器械以及盛装各种污物的带盖污物桶、封闭式污物车等。

5. 发热门诊应配备具有呼吸道传染病或感染性疾病诊疗经验的医务人员，疫情防控期间可根据实际诊疗量增配医务人员数量。合理安排医务人员轮换班次，及时监测健康状况。医务人员首次进入发热门诊前要开展身体健康和心理状况评估，应完成新冠病毒疫苗全程接种和核酸检测。常态化情况下，发热门诊医务人员每 6~8 h 一个班次，每隔 3~4 d 进行 1 次核酸检测；发生疫情时，发热门诊医务人员每 4~6 h 一个班次，每隔 1~2 d 进行 1 次核酸检测。医务人员每日测量体温至少 2 次，并做好登记，如出现发热、咳嗽等身体不适症状，及时向单位主管部门报告。保洁等后勤人员按照以上要求做好健康监测。

6. 所有工作人员应当遵循《医院感染管理办法》相关要求。正确选择合适的防护用品，在岗期间严格执行防护用品穿脱流程，进行个人防护。严格执行手卫生规范、消毒隔离规范，避免交叉感染。

7. 患者应由专用通道，由专人送至发热门诊。加强预检分诊、保安的引导，以确保发热门诊与普通门诊、普通病房的隔离。加强与预检分诊工作衔接，门口安排经验丰富医务人员，复测体温，详细询问症状、体征、流行病学史，将患者合理、有序分诊至不同诊室就诊，并指导患者及陪同人员正确佩戴口罩。

8. 实行首诊负责制，实行 24 h 接诊，不得推诿患者。对前来就诊的发热患者测量体温，登记到达发热门诊的时间、就诊时间，扫二维码登记正确信息，详细询问呼吸道症状、流行病学史及体格检查，作出初步诊断并认真登记。

9. 要对所有就诊患者进行新冠病毒核酸、血常规检测，必要时进行胸部 CT 和新冠病毒抗体检测。

10. 发热门诊要采取全封闭就诊流程，挂号、就诊、交费、标本采集、检验、辅助检查、取药、输液等所有诊疗活动在发热门诊独立完成。

11. 一旦发现有患者符合卫生部门发布的"发热传染病"患者诊断标准和疑似患者诊断标准，立即向医院主管部门报告并严格执行疫情报告制度，按相关要求进行登记、隔离、报告。不得擅自允许患者自行离院或转院。对于疑难病例，按照会诊流程及时会诊，以免延误病情。

12. 严格执行交接班制度，医务人员要认真做好发热门诊工作日志、传染病登记本及所需表格的登记工作，对桌面等物品表面，每日用含有效氯 1000mg/L 的消毒液擦拭消毒至少 4 次，地面每日用含有效氯 1000mg/L 的消毒液消毒至少 4 次，疑似污染时随时进行消毒并做好登记，保持工作环境干净整洁。

二、普通门诊管理制度

1. 全面推行预约挂号服务，复诊患者可通过"现场预约""网上预约""电话预约""诊间预约"等多种形式进行预约挂号。

2. 扩大预约诊疗服务范围，开展分时段预约诊疗服务，减少患者排队等候时间，降低交叉感染率。

3. 结合门诊科室坐诊医师实际情况，控制非急诊患者门诊数量，减少门诊就诊人员聚集。

4. 挂号区域和候诊区域专人负责，人员之间至少间隔 1m。

5. 门诊大厅医务人员通道和患者及家属通道分开设置。

6. 所有诊室实行"一医一患一诊"制度。

7. 对确有生命危险的患者，在医务人员抢救患者生命的同时，患者家属要主动提供患者相关信息，尤其是流行病学史，如为可疑新冠肺炎，要及时提醒医务人员做好个人防护，同时进行新冠病毒核酸检测。

第二节 预检分诊管理制度

一、预检分诊管理制度

1. 严格落实预检分诊制度，通过预约挂号来院就诊的非急症患者及家属，查看其健康码、身份证及预约挂号信息，并佩戴口罩。

2. 医院预检分诊工作人员对就诊患者和家属进行体温检测、询问有无新冠肺炎相关症状及流行病学史，并做好信息登记。

3. 对于未预约挂号就诊的非急诊患者及家属，也应主动出示健康码和身份证，测体温并佩戴口罩。

4. 预检分诊工作人员要及时掌握门诊各科室当日号源情况。如号源充足，患者当日即可完成挂号、就诊工作，预检分诊工作人员对就诊患者和家属进行体温检测、询问有无新冠肺炎相关症状及流行病学史，并做好信息登记；如号源不足，建议患者改日来院就诊，并劝其尽快离院，减少人员聚集。

5. 进出门诊的各类人员、不同物品，应按规定走专门的通道。

6. 健康码为绿色、体温正常、无新冠肺炎相关症状及流行病学史的患者可通过患者普通通道前往相关诊室就诊或挂号窗口挂号、就诊。

7. 发热患者、健康码为红色的患者由预检分诊工作人员通过专用通道带至发热门诊就诊。

8. 60岁以下有自主生活能力的患者，陪护人员不得进入门诊区域；无自主生活能力、60岁以上及儿童患者，最多只能有1人陪护，陪护人员同样要出示健康码和身份证、测体温并佩戴口罩。

9. 预检分诊点采取严格的消毒措施，落实清洁消毒工作。

10. 完善预检分诊岗位职责，改变护士均在前台工作的模式，分诊人员按照各自岗位职责开展工作。

二、预检分诊工作人员管理制度

1. 从事预检分诊的医务人员严格按照国家一级防护标准穿戴帽子、口罩，必要时戴手套，帽子需遮盖头发及耳朵，口罩必须遮盖口鼻。

2. 严格进行交接班并按规定填写各项登记本（物品交接登记本/体温计矫正本/预检分诊患者信息登记本/预检分诊消毒登记本）及特殊事项，要求信息准确、完整、符合要求。

3. 严格按照医院规定预检分诊要求，每两小时用500mg/L的含氯消毒剂或一次性消毒湿巾擦拭分诊处所有物品，并对地面进行喷洒消毒。

4. 严格按照要求对体温枪进行校准，每日两次。

5. 进入医院的本院职工必须出示工作证或工牌并测量体温。

6. 对进入医院的人员应询问流行病学史、职业史，接触史，结合患者的主诉、病史、症状和体征等对就诊的人员测量体温。测量部位为前臂皮肤（衣袖覆盖处）、颈部衣领覆盖处，必须看到体温显示在正常范围。

7. 车辆进入，除司机可在车内测量体温，询问流行病学史，其余人员均需下车测量体温并询问流行病学史。

8. 发热患者需询问流行病学史及接触史，并再次使用水银体温计进行测量，体温≥37.3℃者，需对相关信息进行登记后由专人陪送至发热门诊就诊。

9. 有发热及流行病学史者，需站在上风向测量体温、问诊，问诊人员保持 1m 外距离，一人问诊即可。

10. 普通门诊发现疑似患者应由楼层护士引导至发热门诊。

11. 对呼吸道等特殊传染病患者或者疑似患者，应当依法采取隔离或者控制传播措施，并按照规定对患者的陪同人员和其他密切接触人员采取医学观察及其他必要的预防措施。

12. 每班下班前需整理好环境卫生，严格按照规范进行鹅颈式封存医疗废物，贴标识并及时更换垃圾袋。

13. 每日需对当日工作进行总结并上报护理部。

第三节　病区管理制度

一、留观病区管理制度

1. 留观病区应设立在独立的医疗区域。设有患者通道和工作人员通道，划分清洁区、潜在污染区及污染区，并有醒目标识。

2. 医务人员防护应严格遵守《新型冠状病毒肺炎防控方案》《新型冠状病毒肺炎诊疗方案》等相关规范，医务人员执行二级防护。

3. 对确诊病例的密切接触者或可疑暴露者进行医学观察，医学观察时间为自最后一次与病例发生无有效防护的接触或可疑暴露后 14d。

4. 实施观察时，应当书面或口头告知患者观察的缘由、期限、法律依据、注意事项和疾病相关知识、主管医生和护士等，同时开展心理疏导。

5. 观察期间，由指定的医护人员每日测量体温至少 2 次，并询问其健康状况，填写《新型冠状病毒肺炎病例密切接触者医学观察登记表、统计日报表、每日汇总表》，并给予必要的帮助和指导。

6. 观察期间患者出现发热、咳嗽、气促等呼吸道感染症状者，积极采取治疗措施，并立即向相关部门报告。

7. 观察期满时，如未出现相应的症状，经专家组判定，解除医学观察。

二、普通病区管理制度

1. 住院患者谢绝探视，做好出入病区的管理工作。住院患者严格实行封闭式管理，陪员需出示健康码、陪员证和身份证及核酸检测阴性结果，测体温并佩戴口罩。

2. 严格实施"一患一陪护"制度。陪员无特殊原因不得更换，所有患者及陪员按照要求进行新冠肺炎病毒核酸检测。

3. 如因患者手术、病情危重等特殊原因需增加陪护人员时，须由病区主任和护士长联合签字同意。陪员测体温 3 次/日，异常者须立即停止陪护，并对其跟踪随诊。

4. 患者因检查等原因需暂时离开病区时，必须向主管医护人员报备并做好登记。

5. 普通病房设置隔离病房，对患者及陪员应提高警惕性和敏感性，在护理过程中，加强对住院患者的观察，发现新冠肺炎可疑病例，立即转入隔离病房。

6. 发现符合病例定义的新冠肺炎可疑病例，要及时安排至隔离病房隔离，限制患者及陪护活动、设专人护理，并组织院内专家会诊。

7. 病房要做好患者及陪员从病房至开水房、洗漱间、卫生间路线规划：按病房分时段打水、洗漱及如厕等。

8. 做好宣教工作，告知患者及陪员应做好个人防护、佩戴口罩、勤洗手、保持社交距离，不串病房，不聚集。

9. 病室每日至少自然通风 2 次，每次至少 30min，保持室内空气清新，通风时提醒患者注意保暖，防止感冒。

三、隔离病区管理制度

1. 病区设立医疗负责人、护理负责人和医疗负责人是病区医疗质量及感染管理第一责任人。

2. 医务人员严格落实医疗护理核心制度。

3. 诊疗遵循患者病情需要，以减少不必要的静脉补液及有创操作为原则。

4. 所有具有潜在职业暴露风险的人员均严格执行标准预防，在此基础上，采取接触隔离、飞沫隔离和空气隔离等措施，做好个人防护、手卫生、病区管理、环境通风、物体表面的清洁消毒和医疗废弃物管理等医院感染管理工作。

5. 隔离病区应严格划分清洁区、潜在污染区、污染区。要求分区界线明确，并有醒目标识，不交叉。

6. 隔离病区必须设有隔离防护用品柜、专用洗手设备、专用消毒设备及消毒药剂、盛装各种污物的带盖污物桶、封闭式污物车等。

7. 进出隔离病区的各类人员、不同物品，应按规定走专门的通道。医务人员、清洁的医疗用品应走医务人员专用通道，遵循由清洁区→潜在污染区→污染区的流向，除非经过规定的消毒处理，不得逆流。

8. 患者应走专用通道，隔离病区出入口设专人看管，检查出入病区人员是否符合消毒隔离和个人防护要求，谢绝一切探视来访人员。

9. 患者资料包括病历资料、传染病报告病卡、处方、检验单等，经消毒后方可外送。

10. 病区有向患者宣传新冠病毒感染隔离防护知识的责任，指导如何配合实施隔离，同时也要注意消除患者对疾病的担忧和对隔离的恐惧不安情绪。

11. 住院患者必须戴口罩，不得互相串门，不得离开病区。如特殊情况需离开隔离病区，必须为患者做好严密的防护，事后做好有关科室的消毒工作。

12. 加强探视和陪护的管理。新冠病毒感染患者不设陪护，不得探视，如有特殊情况，探视者必须做好个人防护和消毒。

13. 隔离病区所有工作人员每天上下班共两次体温测量，并做好登记。

14. 隔离病区所有污物均按照医疗废物处理，密封运出。

四、陪员管理制度

1. 严格实施"一患一陪护"制度。

2. 病区为患者陪员办理陪员证，固定陪员。

3. 陪员限制出入病区，实行订餐管理。

4. 若特殊情况需离开病房，返回时应出示陪员证、健康码、身份证、核酸检测阴性结果及测体温，并做好登记。

5. 陪护期间戴口罩，测体温 3 次/日，如出现发热、咳嗽等症状，立即停止陪护。

6. 如需增加陪员，需要医生评估后出具科室主任及护士长双签字的陪员证。

7. 陪员证不允许另借他用。

8. 严格遵守病区相关管理规定。

9. 以科室环境为依据，合理构建患者及陪员的生活作息时间表，并告知患者及家属，科室的卫生管理制度及布局图，严格按作息时间执行。

10. 在病区内不可吸烟，不得聚集，在病房规定范围内放置物品。

11. 对陪员应进行医院感染防控及个人防护相关知识的健康宣教，与患者接触前后均要做好手卫生。

五、医疗废物管理制度

1. 高度重视新冠肺炎疫情防控期间医疗废物管理，切实落实主体责任，医院法定代表人是医疗废物管理的第一责任人，产生医疗废物的具体科室和操作人员是直接责任人。

2. 医务处、感染管理与公共卫生科、后勤保障部、护理部负责对从事医疗废物收集、运送、贮存、处置等人员进行相关法律和专业技术、安全防护以及紧急处理等知识的培训。

3. 在诊疗新冠肺炎患者及疑似患者的发热门诊和病区产生的废弃物，包括医疗废物和生活垃圾，均应当按照医疗废物进行分类收集。

4. 产生的医疗废物必须置于双层黄色垃圾袋中，收集桶应为脚踏式并带盖，盛装医疗废物的包装物外表面粘贴明显的"新冠"医疗废物专用标识和医疗废物分类收集条码；当装满 3/4 时消毒并以鹅颈式分层封扎袋口，确保封口严密。消毒包装袋表面后交由转运人员送往医疗废物暂存地。使用后的注射器与输液器、针头等利器应就地弃入利器盒内，3/4 满及时封口，同上粘贴标识后交由专职转运人员送往医疗废物暂存地。

5. 按照医疗废物类别及时分类收集，确保人员安全，控制感染风险。盛装医疗废物的包装袋和利器盒的外表面被感染性废物污染时，应当增加一层包装袋。分类收集使用后的一次性隔离衣、防护服等物品时，严禁挤压。每个包装袋利器盒应当粘贴有医院统一制作的"新冠"中文标签，在日期栏填写收集封口时间。所有放入包装物或者容器内的各类废物一经放入不得再次取出。

6. 分区处理新冠肺炎患者及疑似患者、发热门诊、病区的潜在污染区和污染区产生的医疗废物，在离开污染区前应当对包装袋表面采用 1000mg/L 的含氯消毒液喷洒消毒（注意喷洒均匀）；清洁区产生的医疗废物按照常规的医疗废物处置。

7. 转运人员应及时运送医疗废物。在运送前，应当检查包装袋或者利器盒的标识、标签以及封口是否符合要求，不符合要求者应交产生科室重新进行消毒处理和封扎后方可运送。

8. 在运送医疗废物过程中时，应当防止造成医疗废物专用包装袋和利器盒的破损，防止医疗废物直接接触身体，避免医疗废物泄漏和扩散。

9. 每日对运送工具进行清洁和消毒，含氯消毒液浓度为 1000mg/L；运送工具被感染性医疗废物污染时，应当及时消毒处理。

10. 医疗废物产生科室、运送人员、暂存处工作人员应加强交接，严格扫码，严禁违规交接，交接后由专人专车密闭式运送，按照医院转运流程规定的固定路线运送至暂存处。

六、隔离病房终末消毒处理制度

1. 病房空气消毒：患者离开病房后 4h，采用 2000~5000mg/L 过氧乙酸，按 300ml/m²，使用超低容量喷雾器进行喷雾消毒。喷雾方法为首先从入口处地面开始向内喷出一条通道，然后按由里到外、自上而下、从左到右顺序喷雾，使喷雾场所形成浓雾，再由内向外重复喷雾 1 次，密闭作用 30min，消毒后开窗通风。使用紫外线照射至少 1h。床单元使用消毒机进行消毒：抽吸 5min，消毒 60min，解析 20min 后拆除使用过的床单被套（按医废处理）。

2. 地面和墙壁消毒：地面和墙壁有肉眼可见污染物时，应先完全清除污染物再消毒。无肉眼可见污染物时，可用 1000mg/L 含氯消毒剂擦拭或喷洒消毒。喷药量为 100~300ml/m²，先由外向内喷洒一次，待室内消毒完毕后，再由内向外重复喷洒一次。消毒作用时间应不少于 60min。

3. 物体表面诊疗设施和设备表面：桌椅、床头柜、床架以及床围栏、家具、门把手、烧水壶、监护仪、呼叫按钮等物体表面，有肉眼可见污染物时，应先彻底清除污染物再消毒。无肉眼可见污染物时，用 1000mg/L 的含氯消毒剂擦拭消毒，作用 30min，再用清水擦拭干净。不耐腐蚀的物体表面可用 75% 乙醇重复擦拭消毒至少 2 遍。

4. 诊疗用品：专人专用的听诊器、温度计、血压计等，使用 75% 乙醇重复擦拭消毒至少 2 遍；可重复使用的医疗器械应双层密闭后送至消毒供应中心集中处理。

5. 患者衣服，被褥等纺织品，按医疗废物分类收集集中处理，在收集时应避免产生气溶胶。需重复使用的物品处理时：对不耐热的患者衣物可悬挂于室内并置于密闭环境，用 15% 过氧乙酸 7ml/m³ 加热熏蒸 2h。采用水溶性包装袋盛装后直接投入洗衣机中，同时进行洗涤消毒 30min，并保持 500mg/L 的有效氯含量。

6. 患者血液、分泌物、呕吐物和排泄物少量污染物可用一次性吸水材料（如纱布、抹布）等蘸取 2000mg/L 的含氯消毒剂（或能达到高水平消毒的消毒湿巾）小心移除；大量污染物应使用一次性吸水材料完全覆盖后用足量的 5000~10000mg/L 含氯消毒剂浇在吸水材料上，作用 30min 以上（或能达到高水平消毒的消毒湿巾），小心清除干净。清除过程中避免接触污染物，清理的污染物按医疗废物集中处置。清除污染物后，应对污染的环境物体表面进行消毒。盛放污染物的容器可用含有效氯 1000mg/L 的消毒剂溶液浸泡消毒 30min，然后清洗干净。患者的分泌物、呕吐物等应有专门容器收集，用 20000mg/L 的含氯消毒剂，按物、药比例 1:2 浸泡消毒 2h 后废弃。

7. 患者产生所有废弃物按感染性医疗废物处理，双层封扎，运出污染区前再加套一层黄色医疗废物袋，在外包装喷洒 1000mg/L 含氯消毒剂，"新冠"标识清楚，密闭转运，一旦外包装有污染加套一层黄色医疗废物袋。

8. 卫生间的电源开关、水龙头、坐便器、洗漱池、淋浴器开关把手、马桶水箱按钮及马桶圈等应喷洒 1000mg/L 含氯消毒剂，或是进行擦拭消毒 30min 后用清水擦拭干净，马桶抽水箱（4L）内放置 16 片含氯泡腾片，便池及周边用 2000mg/L 的含氯消毒液喷洒消毒，作用 0.5h 后清水擦拭。拖把、抹布等洁具应分室使用，使用后及时清洗并用有效氯 1000mg/L 的消毒剂浸泡 30min，晾干放置备用。

9. 患者生活垃圾按医疗废物处理，一次性防护用品等医疗废物按照收集流程严格分类，喷洒消毒液分别至袋内/内袋/外袋，并加贴专用标识后交由转运人员回收。

10. 空调系统出风口和滤网终末消毒采用 1000mg/L 有效氯消毒剂擦拭，每次作用 30min 后用清水擦拭干净。

七、特定人员防护管理制度

（一）一级防护（level 1 protection）

适用于预检分诊、感染性疾病科的医务人员。

防护要求：

1. 穿戴一次性工作帽、一次性医用外科口罩和工作服，必要时戴一次性乳胶手套。戴口罩前和摘口罩后必须进行手卫生。

2. 下班时进行个人卫生处置，并注意呼吸道与黏膜的防护。

（二）二级防护（level 2 protection）

适用于医务人员在隔离病房从事诊疗活动时。

接触从患者身上采集的标本、处理其分泌物、排泄物、用后物品和死亡患者尸体的工作人员，转运患者的医务人员和司机。

防护要求：

1. 进入隔离病区的医务人员必须穿戴一次性工作帽、防护眼镜（防雾型）、医用防护口罩、工作服，外套一次性防护服、一次性乳胶手套，穿一次性靴套。

2. 严格按照清洁区、潜在污染区和污染区的划分，正确穿戴和脱卸防护用品，并注意呼吸道、鼻腔黏膜及眼部的卫生与保护。

（三）三级防护（level 3 protection）

适用于为患者实施吸痰、呼吸道采样、气管插管和气管切开等有可能发生患者呼吸道分泌物、体液的喷射或飞溅的医务人员。

防护要求：

1. 应穿戴一次性工作帽、全面型呼吸防护器或正压式头套、医用防护口罩、防护服外套一次性隔离衣、一次性外科手套和一次性靴套。

2. 达到二级防护的所有要求。

（四）不同区域防护要求

1. 清洁区工作服、一次性外科口罩、帽子。

2. 潜在污染区工作服、工作鞋、戴工作帽、医用防护口罩、一次性隔离衣，一次性乳胶手套、鞋套。

3. 污染区工作服、工作鞋、戴工作帽、医用防护口罩、一次性防护服（如进行侵袭性操作时，穿防渗透防护服）、一次性乳胶手套（双层）、一次性靴套、一次性防护面屏或护目镜，必要时佩戴动力送风过滤式呼吸器（外加隔离衣）。

医务人员的分级防护要求见表3-1。

表 3-1　医务人员的分级防护要求

防护级别	使用情况	防护用品									
		外科口罩	医用防护口罩	防护面屏或护目镜	手卫生	乳胶手套	工作服	隔离衣	防护服	工作帽	鞋套
一般防护	普通门(急)诊、普通病房医务人员	+	–	–	+	±	+	–	–	–	–
一级防护	发热门诊与感染疾病科医务人员	+	–	–	+	+	+	+	–	+	–
二级防护	进入疑似或确诊经空气传播疾病患者安置地或为患者提供一般诊疗操作	–	+	±	+	+	+	±*	±*	+	+
三级防护	为疑似或确诊患者进行产生产溶胶操作时	–	+	+	+	+	+	–	+	+	+

注："+"应穿戴的防护用品，"–"不需穿戴的防护用品，"±"根据工作需要穿戴的防护用品，"±*"为二级防护级别中，根据医疗机构的实际条件,选择穿隔离衣或防护服

注意事项：

医护人员给患者采样时一般可选择戴双层手套;消毒人员在进行消毒时应使用橡胶手套,必要时穿长筒胶鞋。戴手套前应检查手套是否有破损。

1. 戴口罩时应注意检查其佩戴时的严密性。医用防护口罩使用 6~8h 应更换。

2. 佩戴全面型呼吸防护器或正压式头套时可无须戴防护眼镜(防雾型)和医用防护口罩。

3. 严格遵守标准预防的原则。

4. 严格遵守消毒、隔离的各项规章制度。

5. 严格执行洗手与手消毒制度。

八、病历管理制度

1. 病区医务人员严格按照《病历书写基本规范（2010 版）》《医疗机构病例鼓励规范》《电子病历应用管理规范（试行）》等规定书写医疗文书。

2. 严格落实医疗护理质量安全核心制度、规范病历书写和管理。

3. 医务人员书写病历应客观、全面、真实、准确、及时、完整、规范。同时按照医院会诊管理要求，规范书写会诊记录。

4. 新型冠状病毒肺炎疫情防控期间，病历由所在病区统一保管，需签名的医疗文书由医师/护士先在清洁区签名，带入病区经患者签字后，统一存放在病区污染区指定的密闭盒子里。

5. 病例归档前所有医疗文件用臭氧消毒柜进行消毒处理。

6. 整理后的病历统一放置在清洁区指定位置待回收。

第四节　患者管理制度

一、新型冠状病毒肺炎患者康复护理早期介入制度

1. 护士在患者病情进入康复期后要对其进行健康宣教指导，嘱其保持科学合理的生活习惯。

2. 告知患者保持良好的生活习惯，制订规律睡眠计划。

3. 为患者制订健康的饮食计划，叮嘱患者按照饮食计划合理饮食。

4. 指导患者进行必要的康复运动，增强抵抗力，加速康复。

5. 按照药物治疗计划，叮嘱患者按要求服用药物。

6. 加强心理辅导，解除患者的后顾之忧，使患者保持心情愉快，促进康复。

7. 患者在康复期间，出现并发症，应在第一时间处理并发症。

8. 严格执行无菌操作和消毒隔离制度，加强健康知识的宣教。

9. 定期评估患者基本情况，根据其病情变化对护理措施适当调整。

10. 充分了解患者基本情况，以患者的临床症状和心理特点对护理的各个主要环节进行准确把握。

11. 在护理干预中融入健康宣教和心理护理，并在医务人员监督指引下，纠正患者错误的生活习惯，使其始终保持健康的行为，以促进其病情康复。

12. 给予患者优质、高效的专业护理。

二、留观患者管理制度

1. 留观患者应在独立的医疗区域单间居住，关闭房门，保证自然通风，应设有专门的患者通道。

2. 为防止交叉感染，患者使用水银体温计监测体温，体温计固定于床旁专人专用，出院后终末处置。

3. 患者使用后的一次性物品均放入双层黄色垃圾袋中集中处理。

4. 患者在留观病房内也应佩戴外科口罩，隔离期间非诊疗行为不能离开留观病房。

5. 如需特殊检查，由指定人员引导患者按照规定的路线到指定地点完成，并在检查结束后将患者接回隔离病房。

6. 对生活不能自理的患者，做好日常护理及基础护理。加强皮肤管理。

7. 密切关注患者生命体征变化，尤其注意观察呼吸、咳嗽及情绪情况。

8. 隔离病房禁止家属探视和陪护。

9. 应主动关心，鼓励患者，尽量减轻患者的焦虑、恐惧心理。

三、转科管理制度

1. 医师根据患者病情开具转科医嘱后，护士按转科要求办理相关手续。

2. 护士按护理文书书写规范书写转科护理记录并整理病历，完善转科手续。

3. 患者转科，由医护人员陪同，当面交接病情及治疗情况，检查各管道是否畅通，皮肤有无损伤等。

4. 患者及家属不可自行携带病历转科，病历由护工或医务人员送至转入科室妥善交接（转科时应注意）。

（1）住院患者在院内需转科时，护士应正确评估患者的病情及生活自理能力，选择安全的运送方式。一般情况下由护理人员护送，病情不稳定或重危患者须由医师参与陪送；一级护理患者、病情危重或行走困难者，应用平车或轮椅运送。

（2）转科患者，由转出科室责任护士携带全部病历资料陪送患者前往转入科室。

（3）护送患者接受外院的检查和治疗时，必要时由医务人员陪同，并备好急救药品及氧气。

四、健康教育制度

1. 责任护士根据对患者评估情况和病情需要进行健康教育，护士长在一定时限内进行效果评价，使住院患者健康教育率达到 100%。

2. 科室根据自身专业特点，选择不同的健康教育方法。

3. 健康教育的内容包括：相关疾病的病因、诱因、防治知识、用药知识、心理指导、饮食指导、作息指导、手术指导、特殊检查前后指导、康复锻炼指导、出院指导等，特殊患者进行特殊项目的指导。

4. 科室有结合本科室专科特点的健康教育资料如宣传册、健康教育处方、画册、视频教育资料等，内容齐全、资料完整。

5. 病区健康教育宣传栏内容丰富、患者容易理解定期更新。

6. 应加强对患者的管理，注重对患者隐私等方面的保护，根据患者病情的实际情况实施有针对性的健康教育。

7. 对陪员进行健康教育，告知陪员院内感染的危害性，并讲解有效预防院内感染的方法，提升陪员的安全意识。

8. 积极开展健康宣教，指导患者个人防护和咳嗽礼仪，手卫生相关知识。

五、身份识别制度

1. 为保证医疗安全，来院就诊的每位患者应当如实提供真实的身份信息。身份信息是指姓名、性别、年龄等基本身份资料。

2. 挂号及住院处在录入患者身份信息时应认真核对，并对有疑问的患者信息加以核实。

3. 护士在接诊患者时，认真核对患者身份信息，若发现身份信息不符，及时与患者沟通、核实，并联系医生予以更正。

4. 住院患者须佩戴标注有身份信息的腕带，如有遗失或损坏等情况，应当及时更换新腕带。诊疗过程中，医护人员与患者双方确认腕带信息，完成身份识别。

5. 身份不明的住院患者或急诊患者，其佩戴的腕带必须标明性别、住院号、科室、床号。患者身份明确之后，及时更新身份信息并更换新腕带。

6. 患者就诊后，如为危重、意识不清、语言沟通障碍者或患特殊疾病患者、过敏者，立即与家属沟通确认身份，佩戴腕带。

7. 患者意识清楚或有家属时，应当与患者或家属做好解释工作，取得配合，双方核对腕带信息无误后佩戴。

8. 医院工作人员应当严格执行患者身份识别制度。

9. 执行任何诊疗活动，转科交接等工作环节，均需认真核对患者腕带信息，落实身份识别制度。

10. 对身份不明的昏迷患者，由接诊护士临时命名、填写"腕带"，并作好交接工作。

13. 有宗教信仰及传染病患者在腕带上做好标识。

六、心理疏导制度

1. 护士应对患者给予心理疏导，帮助其减轻不良情绪。

2. 指导患者及家属做好自我防护知识，及时解释就诊流程，缩短等待时长，缓解紧张焦虑情绪。

3. 医务人员巡回观察患者及家属情绪变化，快速有效分流就诊患者。

4. 多种形式进行健康教育，缓解患者焦虑情绪。

5. 及时告知治疗目的计划，避免患者在治疗过程中可能产生的焦虑情绪。

6. 有条件者，可在病区内播放舒缓的轻音乐，调节患者的紧张情绪。

7. 做好陪员的心理护理干预，针对陪员的不良情绪给予有效管理。

第五节　方舱医院护理管理制度

一、护理安全制度

1. 转运至方舱病区的患者，有 2 名护士完成初诊信息核查，核查身份证、核酸检测阳性结果报告。核对完成后，由护士将患者送至指定入口处。核查信息不符时，及时与总住院部进行沟通。

2. 进舱各环节执行各项操作前后，严格落实患者身份识别制度，至少使用两套识别码（腕带标识+姓名或姓名+年龄）识别患者身份。禁止使用床号识别患者身份。

3. 按要求认真落实患者"危急值"管理制度。

4. 严格落实病区感染管理制度，要求住院期间患者全程佩戴口罩，确保手卫生的有效落实。

5. 每班密切监测患者生命体征及血氧饱和度。

（1）测量体温并记录：4 次/日，分别为：8AM、12N、4PM、8PM。

（2）记录呼吸频率和心率，2 次/日，分别为：8AM、8PM。

（3）监测血氧饱和度（SaO_2），2 次/日，分别为：8AM、8PM，患者不适或者血氧饱和度<93%，需及时监测生命体征并报告主管医师，及时处理。

6. 鼓励患者合理饮食、规律活动，同时加强心理疏导。

7. 护士熟知应急事件处理流程及制度，在事件发生时即刻启动，确保患者安全。

8. 护士知晓患者的转运标准，及时发现高风险患者，及时按流程处理，并做好登记和上报。

二、值班及交接班制度

1. 值班人员必须坚守工作岗位，履行职责，保证各项护理工作准确及时地进行。

2. 每班必须按时交接班，接班者提前 15min 进舱，清点交班物品及药品，在接班者未明确交班内容前，交班者不得离开岗位。

3. 值班者必须在交班前完成本班各项工作，做好各项护理记录，整理好物品；遇到特殊情况，必须详细交班，并与接班者共同处理后方可离去。

4. 接班者如发现病情、治疗、器械物品交代不清，应立即查问。接班时如发现问题，应由交班者负责。接班后因交接不清，发生差错事故或物品遗失，应由接班者负责。

5. 严格交接班，交接内容包括分管病区患者总数、新入、出院患者信息，需做检查患者人数和床号，床旁交接重点观察患者（老年患者、情绪不稳定患者及生命体征不稳定的患者）。

6. 重点交接患者的护理计划和护理记录、各种检查标本采集及治疗处置的完成情况。对未完成的工作，需向接班者交代清楚。

7. 每班交接病区备用药品及抢救物品、仪器的数目、抢救仪器保持功能状态。

三、查对制度

1. 信息核查制度。

2. 患者转运至方舱医院，由 2 名初诊护士共同核查，身份证及新冠肺炎核酸检测阳性报告结果。核查信息不符时，及时与总住院部进行沟通。

3. 患者入舱程序由 2 名接诊护士合作完成，1 人核对患者身份信息，测量生命体征及血氧饱和度，1 人对患者进行初步信息建档登记、分配病区安置床位，填写相关指示。

4. 办公护士核对患者电子版档案信息（姓名、年龄、性别、身份证号、手机号、所在社区、转入时间、现居住的地区）填写患者区号和床位号，打印腕带信息。

5. 患者住院期间，严格落实"腕带"识别患者身份制度。

6. 医嘱由医生直接输入电脑，办公护士进行复核，提交并通知责任护士，在执行医嘱前后都应做到及时、认真查对，凡有疑问必须核实确认无误后再执行并签全名。

7. 每班治疗护士与办公护士进行全区患者医嘱核查并做好登记。

8. 做 CT 和核酸检测的患者，需打印出预约单，责任护士双人核对医嘱和患者身份信息，并通知患者做检查的时间，做检查时由护士接送患者。

9. 留取标本（痰液、粪常规）的患者，需打印双份标本条码，由责任护士双人核对医嘱和标本条码患者身份信息，并告知患者留取标本方法和注意事项。

10. 符合转院标准的患者，责任护士备齐转运急救物品，且双人核对无误，接到上级转运指示后，医护运送转院，并做好登记报表、上报信息并核查。

11. 符合出院标准的患者，由责任护士填写转运登记表且双人核对，完成患者交接及转运工作，做好登记表，上报信息并核查。

四、给药制度

1. 严格落实医嘱执行制度。原则上不执行口头医嘱，若开具口头医嘱，医生必须清晰说出药物名称、剂量（不得使用容量单位表示）、用药途径，护士执行时须大声复述一遍，双方确认后方可执行，并暂保留用过的空安瓿，抢救结束后，医生依据抢救用药记录及保留的空安瓿及时补开医嘱。

2. 对可疑用药医嘱、必须查清确认后方可执行，对外观或名称易混淆的药物，护士在执行医嘱时要进行复述、核对等，防止误用。

3. 携带打印的医嘱执行单至病房，认真落实"三查八对"要求，执行完毕后，在执行单上签全名。

4. 易致敏药物给药前应询问有无过敏史，用药后密切观察，如有过敏、中毒反应立即停止用药，并报告医生，协同医生给予紧急处理，必要时做好记录、封存及检验等工作。

5. 用药前认真检查药品质量注射水剂、片剂有无变质；安瓿、针剂有无裂痕和药品的有效期，如有上述情况或标签不清不得使用。

6. 发放或注射药品时，患者提出疑问应及时查对，确认清楚后方可执行。

7. 做好患者的用药指导，使其了解药物的一般作用和不良反应，指导正确用药和应注意的问题。按时巡视病区，发现问题及时处理。

综上，面对疫情，在医院各区域的管理中，要及时总结经验，合理安排护理人力资源、合理设置救治分区、优化规范诊疗流程和制度、加强医院感染管理、严格执行防控措施。同时加强医务人员和患者的心理疏导，对疫情防控有重要意义。

参考文献

[1] 席予凡.我国护理管理现状及改进措施的研究进展[J].包头医学院学报,2019,35(5):126-129.

[2] 濮家源,吴秀英,孙有慧,雷泽林.应对新型冠状病毒肺炎疫情发热门诊的建设与管理[J].兰州大学学报(医学版),2020,46(2):89-93.

[3] 张丹,余媛,陈军华,曾铁英,汪晖.大型综合医院发热门诊新型冠状病毒感染预检分诊管理实践[J].护理研究,2020,34(4):565-566.

[4] 席淑华,李蕊.国内急诊预检分诊标准制订及现状[J].上海护理,2016,16(2):93-95.

[5] 周利能,车丽,刘升明,罗静兰,蒋妮军,蔡兴东,杨艳丽.新型冠状病毒肺炎疫情防控期间某三甲医院呼吸内科病房管理实践[J/OL].暨南大学学报(自然科学与医学版),2020.3.2.

[6] 许金美,刘学英,丁美华,陆锦琪,王荣.隔离病房感染控制目视管理实践与成效分析[J].护理学报,2016,23(7):26-28.

[7] 杨海燕,翟雪琴,李秀琴,王丽萍.探视陪护制度在住院患者病房管理中的实践[J].当代护士,2018,25(16)上旬:183

[8] 张韡.规范陪护管理对院内感染控制的作用探讨[J].中国卫生产业,2017,06:102-103.

[9] 汪玺正,刘彩红,李俊艳,等.中国基层医疗机构医疗废物管理调查[J].中国感染控制杂志 2016,15(9):698-701.

[10] 李伟,陈雪妹.新型冠状病毒肺炎期间针对隔离病区患者的护理经验[J].国际感染病学(电子版),2020,9(2):347-348.

[11] 郑学红.新发急性呼吸道传染病的感染控制及护理[J].实用临床护理学杂志,2017,2(2):26-27.

[12] 包乐伟.新发急性呼吸道传染病临床防治与护理措施及效果[J].当代医学,2017,27(36):181-82.

[13] 李天红,田霞,陈思,李小璐,等.新型冠状病毒肺炎轻症患者集中收治方舱医院的分诊管理[J/OL].护理学杂志,2020.4.22.

[14] 叶林,周金,冯爱英.新型冠状病毒肺炎疫情防控期间方舱医院管理实践与思考[J].全科护理,2020,18(9):1077-1079.

[15] 林玲,李素云,娄湘红,刘茜,等.方舱医院轻症新型冠状病毒肺炎病人的护理与管理[J].护理研究 2020,34(7):1122-1125.

[16] 王立娟.心理疏导在新生儿科护士中的应用效果分析[J].系统医学,2017,2(2):156-158.

[17] 夏漫,刘义兰,詹昱新等.方舱医院开舱紧急收治新型冠状病毒肺炎患者的护理管理,护理学杂志,2021,36(6):54-56.

第四章 工作职责

　　根据感染性疾病护理工作的性质及人员管理的要求，建立健全各级护士、各个班次护士的岗位职责。目的是确定护士岗位，明确工作职责，规范护士行为，为护士工作质量考核提供依据，同时对提高护理质量、保障患者安全具有重要意义。

第一节　隔离病区工作职责

一、护士长工作职责

　　1. 在护理部领导下，负责病区临床护理、教学、科研及护理管理工作，是病区护理质量与感染控制管理的主要责任人。

　　2. 根据护理部和医院公卫科对病区护理工作质量的要求，结合本病区患者的特点，制订并落实护理工作计划、工作制度及工作流程。

　　3. 协调医护、护患等关系，提高病区团队凝聚力，调动护士工作积极性、主动性。协调病区与医院各个部门的工作。

　　4. 定期召开护士会议，及时传达医院相关文件、会议精神。分析反馈病区护理质量，提出持续改进措施。

5. 成立病区质量控制小组，负责制订各项护理质量监督方案，每月组织质控小组成员对病区的护理质量检查、考核并反馈两次。组织病区护士每月召开质控反馈会议，对存在的护理问题提出改进措施并加以改进。

6. 组织落实病区感染控制管理措施。

7. 督促护士认真执行各项规章制度、护理技术操作规范、职业防护制度、消毒隔离制度、医院感染管理制度、感染性疾病疫情管理制度等。预防医院感染和职业暴露等不良事件的发生。

8. 随同科主任查房，了解护理工作中存在的问题，及时解决问题。组织协调急、危重症患者的抢救工作，参加疑难病例、死亡病例的讨论。

9. 负责病区设备、仪器、药品和医疗耗材的管理，以及被服、隔离衣、防护服的请领、报销和各种登记、统计工作。

10. 制订并落实病区年度培训计划，组织护士学习医院感染控制、职业防护、感染性疾病的护理等相关知识，定期进行应急预案演练，提高感染性疾病的护理水平及应急事件的处理能力。培养护士的道德素养与业务素养，进行定期考核。

11. 了解患者的病情、思想和生活等情况，开展心理护理，宣传传染性疾病的健康保健知识，征求患者意见，改进护理工作。

12. 负责病区护士绩效考核，根据医院绩效考核制度，制订病区二次绩效考核方案，综合全面、公平公正分配绩效，调动护士工作积极性。

13. 科学管理，合理排班，合理分工。根据病区护理工作的情况实行弹性排班，紧急情况下进行护士的临时调配。

14. 组织病区护理查房和护理会诊，开展新技术、新业务。

15. 培养护士的科研意识，营造良好的学术氛围，组织实施科研计划。

16. 负责病区护理教学工作，做好护理实习生、进修生的培训与管理。

二、总务护士工作职责

1. 在护士长的领导下，协助病区管理，严格执行工作职责及各项规章制度。

2. 负责检查督促病区护理工作、执行医嘱、查对医嘱、各项治疗及护理、病情观察等工作。参与危重患者的抢救工作。

3. 负责管理病区防护用品，根据使用的情况做好申领、登记、上报、消毒工作。

4. 负责检查医嘱的执行情况，协调各种特殊检查的联系工作。

5. 负责病区药品、物品（包括一次性物品）请领及保管，负责设备的管理、消毒、检查、登记。

6. 负责抢救物品、药品的管理。

7. 负责检查缓冲间、病区的清洁消毒工作。监督护士防护措施的落实并考核。

8. 负责病区每月微生物采样工作，并对消毒隔离工作持续改进。

9. 负责无菌物品的清点、更换、消毒登记等工作。

10. 参加临床教学工作，负责实习护士及新入职护士、进修护士的带教工作。

11. 负责患者床单位的管理，包括保持病区清洁、整理床铺、患者被服更换等，做好日常消毒隔离及终末消毒。

12. 参加护理查房，了解患者病情及特殊治疗。

13. 完成护士长交代的病区临时性工作。

14. 护士长不在时，代替护士长行使管理职能。

三、办公护士工作职责

1. 参加晨会，床旁交接班，查对夜间医嘱。

2. 负责接待新入院患者、准确录入患者的各种信息，合理安排床位。

3. 熟练掌握计算机办公操作系统，准确、及时处理各种长期和临时医嘱，通知并督促有关人员执行，如有疑问及时提出并核实。

4. 办理出入院、转科、转院等工作及有关手续，向患者及家属讲解出入院办理流程。

5. 负责接待患者家属的探视，管理登记患者物品。

6. 负责各项医嘱的查对工作，避免差错事故的发生。

7. 负责各种办公用品、表格文件的准备补充，传达各种通知。

8. 填写白班交接班记录，参与医嘱的查对整理，检查各种护理文件书写是否规范，确保护理文件质量。

9. 保持办公区域的清洁、整齐、物品定位放置。

10. 负责记账、收费及相关解释的工作。

11. 填写日报表、整理医疗文件，督促检查护士工作。

12. 负责监督医保政策制度的落实情况。

13. 完成护士长交代的病区临时性工作。

四、药疗护士工作职责

1. 参加晨会，床头交接班，了解病区患者的病情，熟悉病区常规药品的种类及数量。

2. 药物治疗时，严格执行查对制度。

3. 负责病区高危药品、麻醉、精神类药品的管理。

4. 熟悉各种药物的不良反应、注意事项及配伍禁忌。

5. 负责病区药品保管、请领。

6. 负责药物治疗后患者的观察，及时反馈。

7. 对患者进行药物知识的宣教。

8. 保持治疗室的清洁、整齐、物品完好并放置有序。

9. 完成护士长交代的病区临时性工作。

五、责任护士工作职责

1. 在护士长领导和责任组长指导下进行工作。

2. 认真执行各项护理制度和技术操作规程，正确执行医嘱，准确及时地完成各项护理工作，严格执行护理核心制度。

3. 做好基础护理和心理护理，按护理级别巡视病区，密切观察病情变化，发现异常及时报告处理。

4. 对分管患者及时准确评估，制订护理计划，落实护理措施，进行健康宣教、出入院宣教、疾病知识指导等工作。

5. 配合医生做好危重患者的抢救工作。

6. 协助医生进行各种诊疗工作，负责采集各种检验标本。

7. 参加护理教学和科研，指导护理实习生和护理员、保洁员的工作。

8. 定期组织患者学习，宣传卫生知识。经常征求患者意见，改进护理工作。

9. 协助患者办理出院、转科、转院等相关手续。

10. 参与护理查房、业务培训，不断提高业务水平。

六、各班次护士工作职责

1. 严格落实隔离病区的标准防护措施，提前30min穿防护服。进隔离病区前专人检查防护服的安全性。

2. 参加床旁交接班，做好晨间护理，督促患者保持病室清洁，做好手卫生。

3. 正确执行医嘱（输液、抽血、采集鼻咽拭子），联系相关人员收取标本。

4. 病区消毒：治疗室、缓冲间、病区紫外线消毒60min，楼道、病区地面用2000mg/L含氯消毒剂喷洒，卫生间5000mg/L含氯消毒剂喷洒，办公台面、治疗室台面、键盘、鼠标、电话分别用消毒湿巾擦拭，并做好登记。

5. 负责完成本班患者的治疗护理工作，及时巡视并认真仔细观察病情，发现病情变化及时报告医生，并积极配合抢救。

6. 根据病情变化书写护理记录及各项评估。

7. 接待新入院患者，测量T、P、R、BP、体重，做好入院介绍；做好外出检查患者的陪检工作。

8. 负责出院患者的终末消毒及健康教育。

9. 做好住院患者、留观患者宣教管理工作。

10. 书写交接班及各项护理记录，做好床头交接班。

11. 严格执行脱防护服的流程，疑似或职业暴露时及时处理并上报。

第二节　发热门诊工作职责

一、护士长工作职责

1. 在护理部的领导下，全面负责发热门诊的护理工作，是病区护理质量、安全与教学的第一责任人。

2. 根据医务科、医院感染管理科、护理部的要求，结合疫情制订具体的护理工作计划、工作职责、流程和指引。

3. 科学管理、合理分工、科学排班；制订各班工作流程、技术操作流程、疾病观察要点、护理计划及健康教育内容等。

4. 计划并负责领取相关设备、防控物资和办公用品等。做好仪器、设备的定期检查，负责监管一次性耗材及防控物资的使用，并做到账物相符。

5. 整理相关文件及相关指南，组织护士学习相关文件、指南。指导护士按照发热门诊护理工作指南工作。

6. 督导护士落实各项护理工作制度，重点督导医院感染控制工作，确保护理安全。主要包括：

（1）带领护士认真执行各项规章制度和技术操作流程。

（2）检查指导医务人员防护用品的穿戴。

（3）督促护士做好消毒隔离工作。

（4）检查护士执行手卫生的依从性和正确性。

（5）严格进行医疗废物分类管理，避免院内感染的发生。

7. 制订各项培训方案，不断提高护理质量及护士防控意识。

二、预检分诊护士工作职责

1. 根据指南要求对就诊患者进行问诊及生命体征的测量，凡符合发热门诊就诊的患者均安排在相应诊室就诊，接诊发热患者时，指导患者及家属合理佩戴口罩为未佩戴口罩的患者和家属提供一次性医用口罩。

2. 发热门诊全部实行"一人一诊室"。分诊护士指导患者进行自助机挂号，并引导患者进入诊室。就诊患者较多时，分诊护士引导患者有序候诊、就诊。

3. 对疑似患者，若病情允许时应戴医用防护口罩，安排至单独的留观室内。指导其在咳嗽或打喷嚏时用手肘或卫生纸遮掩口鼻，并将卫生纸丢入密闭的医疗废物容器内。不得擅自离开发热门诊，如需转诊应严格执行疑似患者转诊流程。

4. 指导患者了解就诊指定路线和注意事项，留观患者不得随意走动，为患者进行相关疾病知识宣教，缓解患者的不良情绪，增强患者战胜疾病的信心。

5. 负责发热门诊医务人员的核酸监测及登记工作。

三、主班护士工作职责

1. 参加晨会交接班，并与夜班护士进行工作交接。

2. 对所有就诊患者相关信息做登记、统计汇总。信息不完善的要及时补充，尤其是发热患者的流调、留观隔离、解除留观等要做详细记录和统计。所有记录要做到准确、不漏项，注意保护患者隐私，确保患者信息不泄露。

3. 负责医嘱处理，打印治疗单。

4. 负责诊室的消毒工作及登记，负责医疗废物的回收登记。

5. 负责检查指导医务人员防护用品的穿戴。及时提醒并监督医务人员进行手卫生，以保证手卫生的正确性。

6. 下班前填写本班交班记录。

四、治疗护士工作职责

1. 完成采血室、特殊诊室及治疗室的清洁、消毒工作。

2. 医疗废物用双层黄色垃圾袋密闭，标注"特殊感染"，运送至医疗废物暂存间。被服用可溶性织物包装袋密闭，标注"特殊感染"，消毒后运送至洗涤中心处理。

3. 完成辅助的生命体征的测量、采血、核酸检测（咽拭子或鼻拭子标本采集）。

4. 登记并上报当班核酸检测情况。

5. 协助留观护士进行消毒工作。

五、夜班护士工作职责

1. 与白班主班护士认真交接工作及物品。

2. 登记本班就诊患者信息，完成患者生命体征的测量、采血、核酸检测标本采集。

3. 登记并上报当班核酸检测情况。

4. 做好诊室夜间的清洁消毒工作。

5. 下班前填写本班交班记录。

第三节　预检分诊工作职责

一、护士长工作职责

1. 在护理部的领导下，负责预检分诊的管理工作。制订工作计划，负责排班及计划物资的领用。

2. 定期检查分诊处所需的物资并做好补充。

3. 督促护士严格遵守医院的各项规章制度和流程，能熟练识别和快速评估危重症患者，对所有患者进行评估和分级，做好各诊室开诊前准备及健康宣教工作。

4. 督促保洁人员保持门诊的整洁，做好消毒隔离工作，督促环卫科人员按时收取医疗废物并做好登记。

5. 根据患者的需要合理调配和使用护士，做好与门诊医生的配合工作。

6. 组织护士业务学习，指导实习护士的工作。开展护理学科研究、及时总结经验。

二、基本设施要求

1. 预检分诊点设置在门诊大厅门口；能够引导患者首先到预检分诊点就诊，并第一时间在预检分诊点接受预检服务。

2. 预检分诊点标识醒目，通风良好，具有隔离条件和必要的防护用品，人员配置到位。护士采取必要的防护措施（穿隔离衣、佩戴一次性外科口罩、护目镜、戴手套、戴一次性帽子等）。

3. 预检分诊台：有红外线非接触式额温枪或者水银体温计、一次性口罩、手套、发热病例登记表、宣传资料、速干手消毒液、伽玛湿巾、医疗废物桶和地面消毒喷壶等设施。

4. 在预检分诊处，向就诊的发热患者及陪同人员发放口罩，并引导发热患者到发热门诊就诊。有短暂休息的场所和设施，做好初始隔离措施。

三、一级预检分诊护士工作职责

1. 提前 10min 到岗交接班。

2. 着装规范、整洁。佩戴外科口罩、一次性帽子、穿一次性隔离衣、戴橡胶手套，必要时戴护目镜。

3. 负责所有就诊患者、陪员及医务人员进入医疗区前的体温测量，微信和支付宝预约挂号的患者（在手机上已填写了流行病学史承诺书），预检分诊处操作如下：测体温–查看健康码–询问有无预约挂号记录。

（1）健康码为绿色、无流行病学史、无发热患者至普通门诊就诊；

（2）健康码为黄色或红色的、无流行病学史、发热患者由护士送至发热门诊就诊；

（3）其他可疑情况、有流行病学史患者，由护士送至发热门诊或感染性疾病科就诊。

4. 发热患者或疑似患者均需填写发热门诊患者基本情况登记表。

5. 相互保持一米以上距离，儿童就诊限两名陪员，住院患者限制一名陪员，陪员都需有陪员卡。

6. 做好预检分诊的桌面及物品的消毒及登记工作。

7. 做好预检分诊室的清洁、消毒工作。

8. 做好一次性医疗用品的清点、补充和登记工作。

9. 对使用后的一次性医疗用品用 1500mg/L 的含氯消毒剂进行喷洒、消毒。

10. 负责预检分诊人员 2 次/日的体温测量、登记。上班期间不能擅自离开岗位。

四、二级预检分诊护士工作职责

1. 参加晨会大交班，交班结束后巡视病区患者及陪员情况，多余的陪员及时劝返。

2. 做好交接班，对一次性医疗用品清点、补充和登记。

3. 关好病区大门，本病区医务人员在测量体温后进入病区，陪员在测量体温后出示陪员卡方可进入病区。

4. 正确识别患者腕带，住院患者凭腕带进入病区；新入院患者持住院证、核酸检测阴性证明进入病区。持有门诊挂号单者一律不能进入病区就诊或复诊。

5. 发热患者或疑似患者均需填写发热患者基本情况登记表，并在排除感染性疾病后方可进入病区。

6. 做好预检分诊的桌面及物品的消毒及登记工作。

7. 对使用后的一次性医疗用品用 1500mg/L 的含氯消毒剂进行喷洒、消毒。

五、导诊分诊护士工作职责

1. 提前 10min 到岗交接班。

2. 巡视分诊台、诊室、候诊区,打开电视宣教。定期检查分诊处所需的物资并做好补给。

3. 各类物品及宣教资料摆放整齐,诊室设备、地面整洁。整理分诊台、诊室物品。添加宣传单,检查快速手消毒液、洗手液、擦手纸,及时补充。

4. 评估患者,指导网上或自助机挂号,指引患者就诊。

5. 根据患者的需求进行宣教,指引看宣传栏、宣传短片,发宣传单及口头宣教。

6. 维持分诊区域的秩序,按分诊级别安排患者就诊;定时巡视候诊患者,根据病情变化及时调整分诊级别,保持急诊绿色通道通畅。

7. 掌握分诊级别和流程,熟练识别和快速评估危重症患者,对所有患者进行评估和分诊,有急诊患者及时带入接诊室,优先就诊并对其他患者做好解释。

8. 熟练掌握常见感染性疾病知识,安排有或可疑感染性疾病患者到隔离室候诊。按照分诊级别安排患者到相应的区域候诊。

9. 上班期间不能私自离开工作岗位。

本章节工作职责是指导护士工作的基本规范,但内容可根据病区收治的患者的情况,护士数量等进行修订,修订后注明修订的时间。

参考文献

[1] 龚贝贝,韦彩云,米元元,等.传染病专科医院新型冠状病毒肺炎护理应急管理体系构建与实施[J].护理学杂志,2020,35(9):7-10.

[2] 张静敏,高永莉.急诊科抢救区新型冠状病毒肺炎患者的护理管理[J].基础医学与临床,2020,40(4):448-450.

[3] 国家卫生健康委办公厅.新型冠状病毒感染的肺炎防控方案(第三版)[S].国卫办疾控函[2020]80号.

[4] 潜艳,汪晖,刘于,等.新型冠状病毒肺炎疫情下发热门诊护理人员组织与管理[J].护理学杂志,2020,35(6):64-66.

[5] 王玲,彭小春,康乐,等.应对新型冠状病毒肺炎疫情中护理部的职能及部署[J].护理研究,2020,34(4):571-572.

[6] 广东省疾病预防控制中心.广东省医疗机构发热门诊感染防控工作指引[EB/OL].[2020-03-08].

[7] 国家卫生健康委办公厅.新型冠状病毒肺炎防控方案(第四版)[S].国卫办疾控函[2020]109号.

[8] 李晓楠,葛静玲.普通病区预防新型冠状病毒医院感染应急护理管理实践[J].护理学杂志,2020,35(7):69-71.

[9] 武爱萍.新型冠状病毒肺炎疫情防控期间发热门诊护理管理策略[J].山西卫生健康职业学院学报,2020,30(01):103-105.

[10] 李舍予,黄文治,廖雪莲,等.新型冠状病毒感染医院内防控的华西紧急推荐[J].中国循证医学杂志,2020,20(2):125-133.

[11] 中国药学会.新型冠状病毒感染:医院药学工作指导与防控策略专家共识(第一版)[EB/OL].[2020-02-06].

[12] 陈梦云,林淡珠,许金微,等.发热门诊新型冠状病毒感染预检分诊与疫情防控策略[J].护理学报,2020,27(06):39-43.

[13] 张丹,余媛,陈军华,等.大型综合医院发热门诊新型冠状病毒感染预检分诊管理实践[J].护理研究,2020,34:565-570.

[14] 陈德春,陈志琼,尹丽娟,等.新型冠状病毒肺炎疫情防控期间大型综合医院发热门诊预检分诊管理实践[J].中西医结合护理(中英文),2020,6(03):108-110.

[15] 郝建玲,杨骅,陈珏,等.新型冠状病毒肺炎流行期的三级综合性医院预检分诊[J].解放军医院管理杂志,2020,27(01):8-10.

[16] 张芳芳,刘玉琦,郝晓刚,等.医院门诊部预检分诊处在应对新型冠状

病毒肺炎疫情中的应用[J].传染病信息,2020,33(1):78-80+85.

[17] 陶占怀,张华,陈彩迪,等.综合医院新型冠状病毒感染发热门诊预检分诊工作探讨[J].西北国防医学杂志,2020,41(03):143-147.

[18] 彭阳,刘亚男,周梅花,等.新型冠状病毒疫情下消化内镜诊疗的关键点与薄弱环节[J].现代消化及介入诊疗,2020,25(03):291-294.

[19] 付强,张秀月,李诗文.新型冠状病毒感染医务人员职业暴露风险管理策略[J].中华医院感染学杂志,2020,30(06):801-805.

[20] 徐欣,王斐,郝雪梅,等.某三甲医院新型冠状病毒肺炎疫情期发热门诊的管理实[J].武警医学,2020,31卷(3):257.

[21] 陈军华,汪茵,汪晖,等.综合医院发热门诊应对新型冠状病毒肺炎的应急管理[J].护理学杂志,2020,35(5):79-80.

第五章　住院患者管理

呼吸道烈性感染性疾病根据其临床症状可分为轻型、普通型、重型和危重型，护士需根据住院患者的病情严重程度给予相对应的护理措施。住院患者的管理，不仅要求护士解决患者现存的护理问题，还要针对患者感染后的心理应激反应和防止交叉感染等一系列潜在问题进行评估和预防。

本章节就所有新型冠状病毒住院患者的管理细节进行梳理，旨在为患者提供全方位的护理及预防。

第一节　轻型、普通型患者护理与管理

一、入院指导与管理

（一）入院指导

1. 介绍病区整体环境（开水间、微波炉的位置和使用方法等）及标本摆放的位置，订餐电话方式等。

2. 介绍同室病友相互认识，消除新住院患者陌生感。

3. 介绍床单元设施，呼叫铃、床栏、餐桌使用方法。患者须保持床单元整洁，床头柜上尽可能少放物品，床下不乱堆杂物，物品上架。

4. 介绍主管医生、护士、科主任及护士长姓名。

5. 介绍探视陪护制度。强调医生查房、护士治疗集中进行的时间。一般不允许陪同及探视，如因病情原因需要家属陪护者，应向家属进行传染病相关知识的宣教。

6. 介绍护理工作的流程，尤其在核对患者姓名时，取得积极配合。

7. 介绍住院费用缴纳及查询方法，告知患者可使用病区自助机交费和查询，如有疑问及时询问护士。

8. 介绍病区各设施，告知患者应爱护病区设施和医疗设备，保持病区内外环境整洁、安静，不大声喧哗、不随地吐痰、不乱丢果皮纸片、不吸烟、不饮酒、不在输液架上乱挂东西、不在洗脸池内洗便器或痰盂等，使用手机时，音量应小或使用耳机，以免影响他人休息。开窗通风后，应做到及时关闭病区门窗。

（二）安全知识教育

1. 告知患者病区有氧气管道，严禁吸烟和使用自带电器，防止发生火灾。

2. 杜绝请假外出，更不能擅自离院。

3. 妥善保管好贵重物品，如手机、现金等，防止被盗。

4. 患者出入随手关门，禁止互串病房。

5. 选择轻便防滑的鞋类，体力不支或行动不便下床活动时须由人搀扶，防止发生跌倒、碰撞等意外事件。

6. 住院期间遇到任何事情，请及时按呼叫铃向医务人员求助。

（三）相关疾病知识

1. 呼吸道感染性疾病传播途径：呼吸道感染性疾病主要是通过有传染性的病原体侵入呼吸道，以飞沫为主要传播途径播散到健康人群的方式。常见同种感染途径的疾病包括流行性感冒、麻疹、风疹、水痘、流行性腮腺炎、流行性脑膜炎、脑脊髓膜炎、肺结核和传染性非典型肺炎，以及猩红热、白喉、百日咳等。以飞沫为主要传播途径的感染性疾病需要及时进行呼吸道隔离，并尽早治疗。

2. 一般治疗

注意休息、保持良好的病室环境，多饮水和补充大量维生素，防止交叉感染及并发症。

（1）抗病毒治疗：大多数上呼吸道感染由病毒感染引起，需应用抗病毒药物进行治疗。

（2）抗生素：细菌性上呼吸道感染或病毒性上呼吸道感染继发细菌感染者可选用抗生素治疗，根据药敏实验选择抗生素。

3. 对症治疗

（1）发热患者，给予物理降温，高热者根据医嘱给予药物治疗。发生高热惊厥者可予以镇静、止惊等处理。

（2）咽痛可含服咽喉片。

（3）中成药辅助治疗。

4. 个人预防

（1）隔离患者禁止接触其他患者及家属。

（2）保持室内空气流通，在呼吸道感染性疾病高发季节不去或少去人群密集的公共场所。

（3）做到"四早"，即：早发现、早报告、早隔离、早治疗。

（4）勤洗手，呼吸道感染性疾病患者的鼻涕、痰液等呼吸道分泌物中含有大量的病原菌，可能通过手接触分泌物传播给其他人群，应使用肥皂或洗手液并用流动水洗手，不用污浊的毛巾擦手。打喷嚏或咳嗽时应用手帕或纸巾掩住口鼻，避免飞沫污染他人。在呼吸道感染性疾病高发期，避免去人多拥挤、空气污浊的场所，外出时佩戴口罩。

（5）多喝水，保持鼻黏膜湿润，能有效抵御病毒入侵，排泄体内毒素，净化体内环境。

（6）坚持体育锻炼和耐寒锻炼，适当增加户外活动，促进身体的血液循环，改善心肺功能。

（7）补充营养，均衡饮食，适量运动，充足休息，避免过度疲劳。生活规律、保证睡眠、不吸烟、少饮酒，注意保暖，防止感冒，提高自身免疫力。

(8) 免疫预防，流行季节前可进行相应的预防接种，预防相关的呼吸道感染性疾病。

二、标本采集与管理

(一) 相关定义

1. 标本采集 (specimen collection)：根据检查项目需求，采集患者的血液、体液 (如胸腔积液、腹水)、分泌物 (如鼻咽部分泌物)、排泄物 (如尿、粪) 等标本进行实验室检测，以辅助临床制订评估、诊疗决策的操作技术。

2. 微生物学检验标本 (clinical microbiological specimen)：临床病毒学、细菌学和真菌学检验 (包括涂片镜检、培养、抗原、抗体和分子生物学技术) 等所用的标本。

3. 拭子样本采集 (swab sampling collection)：用于采集含病原微生物标本的拭子。

(1) 鼻咽拭子 (nasopharyngeal swab)：采集鼻部分泌物的拭子，采集后用于检测细菌、病毒。

(2) 口咽拭子 (oropharyngeal swab)：采集咽部和扁桃体分泌物的拭子，采集后用于检测细菌、病毒。

4. 深咳痰液 (deep cough sputum)：在医务人员指导下患者由气道远端咳出的分泌物，痰液。

5. 支气管分泌物 (bronchial secretion)：由腺体或局部杯状细胞产生分泌物所组成，在正常情况下每天 10~100ml。

6. 真空采血系统 (vacuum blood collection system)：运用真空负压原理，通过特定的连接装置将人体静脉血液转移至标本盛装容器的器械组合。

(二) 标本采集的基本原则

临床微生物学检查中，正确采集标本非常重要，必须遵循以下基本原则：

1. 采集时间一般应在发病早期，应用抗微生物药物之前，对已用抗微生物药物而不能中止的患者，应在血药浓度最低时或下次用药前采集。

2. 必须使用密闭、灭菌的容器盛装细菌培养标本，但容器不能使用消毒剂消毒灭菌。

3. 标本留取后尽快送检，淋病奈瑟菌、肺炎链球菌、嗜血杆菌培养需在保温状态下尽快送检，血培养标本需在室温下保存。

4. 送检申请单上必须提供临床诊断、标本类型、采集部位、检查目的等相关临床资料，以便实验室及时采取相应检测手段，并解释检查结果。

5. 患者的标本均按有潜在病原菌予以处理，采集、包装和送检过程中必须注意生物安全，防止污染传播和自身感染。

（三）标本采集

1. 采集对象

疑似病例、临床诊断病例和聚集性病例，其他需要进行病毒诊断或鉴别诊断者，或需要进一步筛查检测的环境或生物材料（如溯源分析）。

2. 标本采集要求

（1）从事标本采集的技术人员应经过生物安全培训（培训合格）且具备相应的实验技能。采样人员个人防护装备要求：口罩、护目镜、防护衣、手套，如果接触患者血液、体液、分泌物或排泄物，应及时更换手套。

（2）住院病例标本由所在医院医务人员采集。

（3）密切接触者的标本由当地指定的疾控机构负责采集。

（4）根据实验室检测工作的需要，可结合病程多次采样。

3. 标本采集种类

每个病例必须采集急性期呼吸道标本（包括上呼吸道标本和下呼吸道标本）；重症病例优先采集下呼吸道标本；出现眼部症状的病例，需采集眼结膜拭子标本；出现腹泻症状的病例，需留取便标本。可根据临床表现与采样时间间隔进行采集。

其他研究材料依据设计需求采集。

（1）上呼吸道标本：包括咽拭子、鼻拭子、鼻咽抽取物等。

（2）下呼吸道标本：包括深咳痰液、呼吸道抽取物、支气管灌洗液、肺组织活检标本。

（3）血液标本：尽量采集发病后 7d 内的急性期抗凝血。采集量 5ml，以空腹血为佳，建议使用含有 EDTA 抗凝剂的真空采血管采集血液。

（4）血清标本：尽量采集急性期、恢复期双份血清。第一份血清应尽早（最好在发病后 7d 内）采集，第二份血清应在发病后第 3~4 周采集。采集量 5ml，建议使用无抗凝剂的真空采血管。血清标本主要用于抗体的测定，从血清抗体水平对病例的感染状况进行确认。

（5）眼结膜标本：出现眼部感染症状的病例需采集眼结膜拭子标本。

（6）便标本：出现腹泻症状的患者须采集便标本。

4. 标本采集前评估

（1）评估患者的年龄、意识、自理能力、配合程度等综合因素。

（2）采集呼吸道标本时，应评估患者的口鼻腔黏膜有无出血、血氧饱和度、呼吸功能等。

（3）采集血液标本时，应评估血管条件、穿刺部位皮肤情况。

5. 标本采集流程

（1）咽拭子：用聚丙烯纤维头的塑料杆拭子擦拭双侧咽扁桃体及咽后壁，将拭子头浸入含 3ml 病毒保存液（也可使用等渗盐溶液、组织培养液或磷酸盐缓冲液）的管中，尾部弃去，旋紧管盖。

（2）鼻拭子：将 1 根聚丙烯纤维头的塑料杆拭子轻轻插入鼻道内鼻腭处，停留片刻后缓慢转动退出，取另 1 根聚丙烯纤维头的塑料杆拭子以同样的方式采集另一侧鼻孔，上述 2 根拭子浸入同一含 3ml 采样液的管中，尾部弃去，旋紧管盖。

（3）鼻咽抽取物或呼吸道抽取物：用于负压泵相连的收集器从鼻咽部抽取黏液或从气管抽取呼吸道分泌物。将收集器头部插入鼻腔或气管，接通负压，旋转收集器头部并缓慢退出，收集抽取的黏液，并用 3ml 采样液冲洗收集管一次（也可用小儿导尿管接在 50ml 注射器上替代收集器）。

（4）深咳痰液：要求患者深咳后，将咳出的痰液收集于含 3ml 采样液的螺口塑料管中。

（5）支气管灌洗液：将收集器头部从鼻孔或气管插管处插入气管（约 30cm 深处），注入 5ml 生理盐水，接通负压，旋转收集器头部并缓慢退出。收集抽取的黏液，并用采样液冲洗收集器 1 次（也可用小儿导尿管接在 50ml 注射器上替代收集器）。

（6）肺泡灌洗液：局部麻醉后将纤维支气管镜通过口或鼻经过咽部插入右肺中叶或左肺舌段的支气管，将其顶端插入支气管分支开口，经气管活检孔缓慢加入灭菌生理盐水，每次 30~50ml，总量 100~250ml，不应超过 300ml。

（7）血液标本：建议使用含有 EDTA 抗凝剂的真空采血管采集血液标本 5ml。室温静置 30min，1500~2000rpm 离心 10min，分别收集血浆和血液中细胞于无菌螺口塑料管中。

（8）血清标本：用真空负压采血管采集血液标本 5ml，室温静置 30min，1500~2000rpm 离心 10min，收集血清于无菌螺口塑料管中。

①直接静脉穿刺采血

A. 采血部位应首选肘窝静脉，优先顺序依次为肘正中静脉、头静脉及贵要静脉；应避开有皮损、炎症、结痂、疤痕的血管。

B. 穿刺前应皮肤消毒，以穿刺点为中心，由内而外消毒 2 次，直径为5cm。

C. 外周静脉输液时不宜采血；输注脂肪乳剂等代谢缓慢且严重影响检测结果的药物时，宜在下次输注前采血。紧急情况必须在输液时采血的，应在输液的对侧肢体或同侧肢体输液点的远端采血，并告知检验人员。

D. 在穿刺点上方约 6cm 处系止血带。

E. 右手持针与皮肤成 20°角左右穿刺。

F. 采血完毕，应按压穿刺点直至不出血。

②经静脉通路装置采血

A. 使用最大的导管内腔采血。

B. 输液中的静脉导管，采血前应停止输液，外周静脉导管停止输液3h，中心导管停止输液10min。

C. 消毒导管接口时需移除导管接头处。

D. 可使用弃血法或推拉法（适用于重症监护病区患者）进行标本采集。

E. 采集后，应立即用20mL生理盐水冲封管，同时更换新的输液接头。

③动脉血标本的采集

A. 尽量采用专用血气针，如采用普通注射器抽血标本，应先抽取0.1mL肝素溶液湿润（用生理盐水配成100 U/ml）注射器内壁后排尽。

B. 宜首选桡动脉、肱动脉等作为穿刺部位。

C. 消毒皮肤待干。

D. 应持注射器（或血气针）在两指间垂直或与动脉走向成40°角左右刺入，采集量为0.5~1mL。

E. 应加压按压穿刺点5~10min。

F. 另一手拔针后，迅速刺入橡胶塞内（血气针即时套上针帽）隔绝空气。

G. 应滚动混匀至少5s，标本放置时间应<1h。

（9）粪便标本：如患者发病早期出现腹泻症状，则留取粪便标本3~5ml。根据患者自理能力选择采集方式。

①自然排便法：患者在干燥清洁便盆（避免使用坐式或蹲式马桶）内自然排便后，挑取约3~5g（黄豆大小）的便标本放置于含2ml生理盐水（有条件可添加RNA酶抑制剂）的无菌便盒中。

②肛拭子：用肥皂水将肛门周围洗净，将消毒棉拭子轻轻插入肛门3~5cm，再轻轻旋转拔出，立即放入含有3~5ml病毒保存液的外螺旋盖采样管中，弃去尾部，旋紧管盖。本方法仅适用于排便困难的患者或婴幼

儿，不推荐使用肛拭子采集大便常规标本。

（10）眼结膜拭子标本：眼结膜表面用拭子擦拭后，将拭子头插入采样管中，尾部弃去，旋紧管盖。

其他材料：依据设计需求规范采集。

6. 采集过程中的观察与监测

（1）应注意观察患者的面色、呼吸、心率和血氧饱和度变化，若有异常反应须及时处理。

（2）血液标本采集后，应告知患者穿刺点出现肿胀、疼痛等异常不适时，及时告知医务人员。

7. 标本包装

（1）所有标本放在大小合适的带螺旋盖、内有垫圈、耐冷冻的样本收集管中。容器外标明样本编号、种类、姓名及采样日期。

（2）将密封后的样本放入大小合适的双层密封袋内密封，每袋装一份标本。

（3）涉及外部标本运输的，应根据标本类型，按照 A 类或 B 类感染性物质进行三层包装。

8. 标本保存

用于病毒分离和核酸检测的标本应尽快进行检测，能在 24h 内检测的标本可置于 4℃保存；24h 内无法检测的标本应置于-70℃或以下保存（若无-70℃保存条件，则置于-20℃冰箱内暂存）。血清可在 4℃存放 3d，-20℃以下可长期保存。应设立专库或专柜单独保存标本。标本运送期间避免反复冻融。

9. 标本送检

标本采集后应尽快送往实验室，如需长途运输标本，建议采用干冰等制冷方式进行保藏。

（1）送检流程

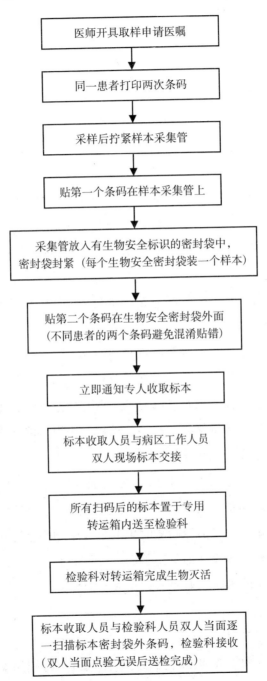

（2）上送标本

各省（自治区、直辖市）聚集性病例的标本，上送中国疾病预防控制中心病毒病预防控制所进行检测复核。

10. 医疗废弃物处理原则

（1）应由经过培训的人员使用个人防护装备和设备处理危险废弃物。

（2）含病原体的标本及标本接触过的医疗废物，应在产生地点先进行压力蒸汽灭菌或化学消毒处理，然后再用三层医疗垃圾袋盛装，标注"感染性废物"。

（3）离开污染区前，应再次对封口包装表面采用 2000mg/L 的含氯消毒液均匀喷洒或在其外面加套一层医疗废物包装袋。

（4）垃圾袋和利器盒应贴红色高感染性废弃物标识及"感染性废物"标签。

（5）医疗废物应放入专用转运箱密闭转运，转运箱外应粘贴红色高感染性废弃物标识。

（6）应对医疗废物进行登记，特别注明感染的名称。

（7）毒株和样本管理。病毒毒株及其样本应由专人管理，准确记录毒株和样本的来源、种类、数量、编号，采取有效措施确保毒株和样本的安全，严防发生误用、恶意使用、被盗、被抢、丢失、泄露等事件。

11. 采集期间标本溢洒的应急处理

（1）标本溢漏时，使用消毒纸巾覆盖吸收溢出物，从溢漏区外围开始，逐步向中心区消毒（消毒至少 30min），后按医疗实验室废弃物处理。

（2）标本泄露产生气溶胶喷溅时采取三级生物安全防护。

（3）发生标本泄露应立即更换手套。

（4）应保持空间密闭，避免非相关人员出入。

三、外出检查管理

为了保证（轻型、普通型）患者住院期间外出检查的安全，杜绝意外事件的发生，应严格做好患者外出检查前的准备和护理工作。

1. 根据患者的病情，决定外出检查的方式，轻型、普通型患者可步行，有条件者使用负压隔离转运轮椅。

2. 对外出检查期间的风险进行风险评估，做好应急方案。

3. 向患者及家属做好解释工作，讲解检查的目的、意义、必要性、注意事项及转运途中的配合，缓解患者紧张情绪。

4. 合理安排检查时间，患者外出检查时间越长对周围环境的污染及人员的感染风险越大。因此，外出检查前责任护士应做好相关病区及运输等部门的沟通，尽量减少外出时间，保护患者及易感人群。

5. 患者外出检查期间应佩戴外科口罩，穿一次性隔离衣。

6. 患者应从专用通道前往检查区域。

7. 如果检查路程较长或者去院外定点机构检查者，应由具备感染性疾病转运能力的负压救护车进行转运。

四、生命体征监测与护理

患者被确诊为呼吸道感染性疾病后，不仅自身要承受疾病带来的身心痛苦，同时也可能会对周围人员造成威胁。为避免疾病蔓延，对患者实行隔离治疗，而检测生命体征有助于观察患者的病情变化，为医生提供诊疗的客观资料。

（一）体温监测

1. 至少每 4h 一次，并准确记录。

2. 原则上使用电子体温计测量，使用前应确保体温计功能良好。如使用水银体温计，应做到一人一用一消毒。

3. 测量时注意保护患者，避免测量部位长时间暴露。

4. 避免影响体温结果的各种因素，如运动、进食、冷热饮、冷热敷、洗澡、坐浴、灌肠等，若有上述情况应休息 30min 后再测量。

（二）脉搏监测

1. 体位：卧位或坐位，手腕伸展，手臂舒适。

2. 方法：食指、中指、无名指触脉，尽量不用拇指测量。

3. 计数：30s×2，脉搏异常者测 1min。

4. 记录：先记录在记录本，再绘制在体温单上，脉搏短绌以分数记录，即心率/脉率/分。

（三）血压测量

1. 体位：手臂位置与心脏同一水平，坐位时平第四肋，卧位时平腋中线。

2. 患者准备：卷袖，露臂，手掌向上，肘部伸直，打开血压计，垂直放妥，开启水银槽开关。

3. 缠袖带：平整置于上臂中部，下缘距肘窝 2~3cm，松紧以能插入一指为宜。

4. 血压计：一人一用一消毒。

五、病情观察与护理

轻型、普通型患者病情较轻，应给予一般护理措施，若病情加重，应早发现早处理。

1. 严密观察患者病情变化。医护密切配合，全面掌握患者病情，制订护理计划，认真落实各项护理措施。加强巡视，随时发现患者病情变化并及时应对。严格交接班，保证观察病情的连续性。

2. 准确记录患者各项生命体征。至少每 4h 测量一次生命体征，有条件者可监测患者血氧饱和度。

3. 建立静脉通路。遵医嘱给予抗病毒、抗细菌等治疗，凡住院患者均应留置静脉通路，减少穿刺次数。

4. 加强年老卧床患者的管理。做好生活护理，卧床患者床头抬高30°，预防压力性损伤等并发症的发生。

5. 加强与患者沟通，安慰患者，减轻患者的心理负担，积极应对疾病。

六、心理评估与支持

呼吸道感染性疾病具有传染性，会在一定时间和范围内造成疾病流行。感染性疾病患者在担忧自身治疗及预后的同时，也害怕造成大规模的传播，因而产生较重的心理负担。因此，对于感染性疾病患者，在生理治疗的同时也应该进行心理护理干预，以加快疾病的康复。

（一）呼吸道感染性疾病患者的心理评估

1. 孤独心理。感染性疾病患者进入隔离区时大多产生自卑、惧怕与孤独感，自己在心理和行为上与周围人群划清界限，出现消沉、不语、厌食现象，同时又会担心自己被家属和社会遗弃，产生惧怕情绪。这种情绪会加重躯体病症，而躯体疾病又会引发情绪反应，如此形成恶性循环。患者希望得到关心和爱护，渴望被社会接纳尊重。

2. 急躁、担忧心理。常见于慢性感染性疾病患者，由于住院时间长、病情易反复、情绪易波动，甚至性格发生改变。病情反复时情绪难以控制或消沉哭闹甚至不配合治疗，直接影响患者康复。

3. 恐惧心理。患者被确诊为感染性疾病后，不仅要承受疾病带来的身心痛苦，还担忧引发周围人群的感染。患者对疾病缺乏正确的认识，认为感染性疾病是一种可怕的疾病，病情重、治疗难度大，患者常表现为恐惧、自卑、心神不宁、怨天尤人，有时还迁怒于人和事，易激动，爱发脾气。严重影响正常的饮食与睡眠，出现病情加重的现象。

4. 不安全感、多疑心理。有些感染性疾病患者在住院期间害怕再染上其他感染性疾病，因而在病区内过分小心谨慎，过分疑虑，不敢活动，甚至不敢接触病区内的各种物品。

5. 悲观、绝望心理。这种心理多见于病程长、病情重、经济条件差的患者。由于病痛长期折磨，经济难以承受，造成思想负担沉重，终日烦躁不安，情绪不稳定，从而产生悲观、绝望的心理。

6. 自卑心理。常见于出院患者。患者出院时仍担心有传染性，出院后会传染给亲人和朋友，更担心因患过感染性疾病而影响工作、学习和社会交往，此时患者心理复杂，表现为忧虑不安，过多询问。

（二）心理干预支持

1. 健康知识宣讲。向患者宣教感染性疾病发病、传染、防治等有关健康知识，确保患者在患病初期即对疾病保持正确认识，使其认识到感染性疾病经积极治疗后可痊愈这一事实，从而增强其战胜疾病的信心，消除紧张、恐慌、绝望心理。

2. 入院时准确评估，建立良好的护患关系。责任护士在患者入院24h内完成评估。评估时间20~40min。评估内容包括一般情况，生活习惯，主要不适症状，家庭经济和患者社会支持系统，对患者性格特征，情绪状态作出初步判断并详细记录。应以换位思考、充分理解为原则，帮助患者制订生活目标。

3. 主动与住院隔离患者进行沟通交流，定期对患者进行心理测评。对于存在焦虑和抑郁心理的患者，应根据患者的文化程度和生活条件等不同特点进行心理疏导，了解患者的难处和苦处，帮助患者建立一个情感宣泄的渠道，防止患者的抑郁情况加重。

4. 个别心理支持治疗，利用下午时间，每次30min，每周3次，共2周，注意心理支持的沟通技巧，耐心聆听患者心理需求。解释指导，鼓励其说出内心感受，以理解和接纳的态度回应对方感受，围绕其症状和不适展开心理辅导，指出焦虑、抑郁对患者病情的危害，设身处地帮助其解决实际问题。

（三）全面了解患者的心理状况后，制订相应的心理护理措施，进行有针对性的心理护理

在整个心理干预过程中，首先建立良好的护患关系，要始终把尊重患者放在首位，这样才可能真正地了解患者的心理状态，了解抑郁产生的原因。在此基础上，再根据患者的具体情况，有针对性地向患者提供有关疾病的详细信息，解答患者提出的相关问题，调动其积极性，缓解焦虑、抑郁情绪，使其尽早以积极的心态应对疾病，努力配合治疗，改善预后。

（四）疾病影响着患者的心理活动，而心理活动对疾病的发展、转归又起着积极或消极的作用

在护理过程中应建立良好的护患关系，及时了解患者的心理活动，使患者对疾病有正确的了解和认识，用心理学的方法改善患者的心理状态，

有效调节患者的情绪，增强其战胜疾病的信心，是心理护理成功的关键。

随着社会的不断发展和进步，人们对健康的需求越来越高，要求护士不仅应具有扎实的基本功，精湛的操作技术，还要熟练掌握心理学的理论和方法，通过各种方式和途径，积极影响患者的心理状态，以达到理想的护理效果。

七、饮食护理

（一）指导患者养成良好的生活习惯

呼吸道传染疾病可经过污染物传播，因此对于呼吸道传染性疾病的患者需加强自身防护，防止周围人群被传染。针对呼吸道感染性疾病的传播方式、感染表现以及防控措施等对患者展开宣讲，引导患者及患者的亲友掌握相关健康知识，帮助患者建立自我保健意识，养成健康生活习惯，从源头上控制传染。比如佩戴口罩，在打喷嚏或咳嗽时采用纸巾对口鼻进行适当遮掩，保持室内空气清新，勤洗手，使用的食具按规定消毒。

（二）基本原则

对于临床表现轻微，影像学未出现可见的肺炎表现，或已经回家康复的患者，应卧床休息，精心选择食物和设计食谱，保证充足能量和营养素供给，调整免疫力至最佳状态，加快恢复过程。

（三）饮食指导

1. 能量要充足。每日摄入谷薯类食物 250~400g，包括大米、面粉、杂粮类；保证充足蛋白质类食物，如瘦肉、鱼虾、蛋、大豆等，尽量保证每日一个鸡蛋、300g 液态奶或相当的奶制品（酸奶提供肠道益生菌，可多选）；通过使用多种烹饪植物油增加必需脂肪酸的摄入，可多选富含单不饱和脂肪酸的植物油，总脂肪功能比达到膳食总能量的 25%~30%。

2. 多食新鲜蔬菜和水果。每日蔬菜 500g 以上，水果 200~350g，多选深色蔬果。

3. 保证充足饮水量。每日 1500~2000ml，少量多饮，主要以白开水或淡茶水为主，也可饮用饭前饭后的菜汤、鱼汤、鸡汤等。

4. 杜绝食用野生动物，少食辛辣刺激性食物。

5. 对于食欲较差、进食不足以及老年和慢性病患者，可以通过使用营养强化食品、特殊医学用途配方食品或营养素补充剂，适量补充蛋白质以及维生素、微量元素。

6. 保证充足的睡眠和适量身体活动，每日身体活动时间不少于30min。

八、排泄物的管理

（一）医护人员管理

1. 进入病室必须戴口罩、帽子、手套，穿防护服隔离衣、鞋套，离开隔离区必须消毒双手，脱隔离衣裤后再次消毒洗手。

2. 接触患者的分泌物和排泄物时应戴双层手套。

3. 对于各类引流管、引流袋和吸痰管等要及时清理。

4. 设立医护人员专用通道、专用卫生间。

5. 医疗器械、设备均应"一用一消毒一灭菌"或者使用一次性物品。

（二）患者管理

1. 应佩戴一次性医用口罩，限制其活动。

2. 详细记录24h出入量。

3. 便后用肥皂洗手至少20s。

4. 患者的排泄物要消毒处理。粪便使用10000~20000mg/L含氯消毒液作用2h以上；尿液用20000mg/L含氯消毒剂处理，作用2h；如果尿液和粪便混合在一起，应按粪便的消毒方式消毒。

5. 处理痰液吐到纸巾里包裹后，放进医疗废物桶内。

6. 若患者行动不便，医务人员应及时帮助其更换汗湿的衣被，进行皮肤清洁，保持皮肤的干净、清爽。

7. 氧疗、机械通气等患者保证呼吸道通畅，呼吸道分泌物及污染物品需消毒处理，做好气道湿化、定时监测气囊压力等避免气道损伤，及时将呼吸道分泌物清理，预防痰痂，若患者痰多，则帮助其进行叩背，同时调整为头高脚低位或者侧卧位，进行引流。

8. 做好各类管道的护理，妥善固定管道，放置位置准确，管道标明使用时间。

九、出院指导与管理

为进一步做好呼吸道传染疾病患者治愈出院后的隔离管理、随访复诊、健康监测、康复医疗等工作，实现全流程管理，促进出院患者全面康复，特制订本方案。

（一）出院前准备

1. 定点医院要严格按照权威机构及专家组发布的出院标准进行评估。

2. 患者出院前要对其临床症状、体征、实验室与影像学检查结果等综合评估，明确后续跟踪随访事项。

3. 出院患者隔离期间保持作息规律、营养均衡、劳逸结合、睡眠充足、适度锻炼，以提高机体免疫力。

4. 引导呼吸道传染疾病出院患者、隔离人员及家属建立理性的生活方式，排除有可能存在的歧视及外在干扰带来的心理影响，调适焦虑、无助、恐惧等心理，将注意力转移到自己的生活和工作中来，并为患者、隔离人员及家属营造关爱、包容、尊重和接纳的社会环境。

5. 安排患者2~4周随访复诊计划。

（二）出院交接

1. 出院后以居家隔离为主。

2. 定点医院要及时将出院患者信息推送至患者辖区或居住地居委会和基层医疗机构，基层医疗机构要指导出院患者及家属按要求做好隔离管理和自我健康监测。

（三）隔离管理

1. 患者出院后应继续隔离，进行14d医学观察和健康管理。

2. 出院患者应进行严格居家隔离，尽可能居住在通风良好的单人房间，并减少与家人的密切接触。

3. 分餐饮食，做好手卫生和日常清洁，避免外出活动。

（四）出院后随访复诊和健康监测

1. 出院患者要按照复诊计划在定点医院进行复诊，一般在出院后第 2 周、第 4 周进行。

2. 各有关医疗机构和集中隔离点要密切关注出院患者健康状况，对老年患者和有基础疾病的出院患者要特别加强健康状况监测，一旦发现出院患者出现呼吸道感染症状如发热、咳嗽等临床表现，应尽快将其转至定点医院进一步治疗。

轻型、普通型住院患者的临床症状虽然较轻，相关护理操作较少，但是全面的评估、动态的观察。从入院到治疗，再到出院，所有的住院患者都应该严格按照要求管理。防止轻型转向重型，防止感染其他人是这一类型患者管理的核心目标。

第二节　重型、危重型患者护理

一、一般护理

1. 密切医护配合，护士全面掌握患者病情，明确护理要点。

2. 危重患者 24h 持续心电监测，每小时监测患者的 HR、RR、BP、SPO_2，每 4h 监测体温并记录。

3. 合理、正确使用静脉通道，遵医嘱控制输液速度，必要时使用输液泵。

4. 遵医嘱给予鼻导管或面罩吸氧，意识清楚的患者应做好沟通， 取得配合。鼻导管吸氧的患者可在鼻导管外戴一层外科口罩。

5. 危重患者应留置尿管，保留并长期开放，每日计算 24h 出入量。

6. 保持各类管道通畅，妥善固定。

7. 对于无特殊体位要求的患者，需抬高床头 30°~45°。

8. 每日做好患者晨晚间护理，保持床单位整洁。

9. 定时变换体位，预防压力性损伤。

10. 及时正确做好特护记录。

11. 清醒患者及时评估心理状态，做好心理护理。

二、无创呼吸机通气患者的护理

1. 无创机械通气治疗前，向患者解释操作目的和方法取得患者配合。

2. 正确连接无创呼吸机管路及佩戴氧气面罩，指导患者用鼻呼吸。

3. 观察鼻面罩有无漏气，倾听患者主诉，随时调节头带、头罩的松紧度，以减少鼻面罩的漏气现象。

4. 及时倾倒无创呼吸机管路冷凝水。

5. 预防呼吸机相关并发症发生。

（1）预防局部皮肤压力性损伤应选择合适的面罩、头带或头罩，保护受压迫部位的皮肤。

（2）预防胃肠道胀气应做好健康教育，病情允许时，可协助患者取半卧位。

（3）预防误吸，避免饱餐后立即使用无创机械通气治疗，经胃管给予鼻饲肠内营养的患者应先暂停。

三、有创机械通气患者的护理

1. 正确安装呼吸机管路，监测呼吸机运转情况，配合医生设置呼吸机的通气模式及参数。

2. 连接呼吸机管路与人工气道，妥善固定呼吸机管路，保证管道安全。气管切开者可在呼吸机管路前端加延长管。

3. 开启湿化装置，做好气道湿化，并根据患者痰液性状调节湿化模式。

4. 保持呼吸机管路的位置低于人工气道，置回路端的集水罐处于最低位，利于冷凝水引流，并及时倾倒集水罐，预防呼吸机相关性肺炎（VAP）。

5. 及时准确记录呼吸机参数，密切观察患者生命体征变化，特别是 RR 和 SPO_2 的变化。观察病人有无人机对抗等情况，如有异常及时通知医生。

6. 若呼吸机突然发生故障，应立即将呼吸机与患者人工气道脱离，用床旁备好的简易呼吸器连接氧源，为患者进行人工呼吸，并立即通知医生更换备用呼吸机。

7. 推荐使用一次性呼吸机回路，但不建议常规更换，如有污染及时更换。

四、人工气道的护理

（一）妥善规定

1. 经口气管插管的固定方法："工"形胶布的 AB（长约 15cm，宽约 2cm）固定在患者颜面部，CD（长 8~10cm，宽约 1cm）将牙垫与气管插管固定在一起，气管插管上下各粘一条"工"形胶布。

注意事项

（1）AB 与颜面部贴合时应自然粘贴，误将其拉长；CD 与牙垫一起粘贴时应至少有一边将气管插管单独粘贴一圈，防止因口水过多而使气管插管松动；牙垫放置时应置于舌体上方，防止舌体堵塞牙垫，造成舌部损伤。儿童患者应选择儿童牙垫；如若患者烦躁或因患者无牙齿使牙垫固定不牢，可使用寸带适当固定，但注意寸带下方的皮肤应使用纱布或泡沫敷料保护。

（2）气管切开导管的固定方法：固定带应打死结，防止松脱，与颈部的间隙以 1~2 横指为宜，并在颈后及两边粘贴保护，保护颈部皮肤。每班检查固定带的松紧度。

（3）保持患者面部清洁干燥，以保证固定胶布的黏性。如胶布松动，应及时更换，防止意外脱管。

（4）对于烦躁或意识不清的患者应做好镇静、镇痛，评估并预防谵妄，应用保护性约束，以防患者意外拔管。

（二）监测气囊压力

每 4h 监测气囊压力并记录，正常范围是 25~30cmH$_2$O（成人）。

（三）预防呼吸机相关性肺炎

1. 严格执行手卫生制度。

2. 及时清理患者口鼻腔分泌物，加强口腔护理。

3. 气管切开伤口处如有渗液，及时更换敷料。

4. 卧床患者建议留置胃管，减少胃潴留。床头抬高大于30°，防止因胃食管反流引起误吸。

（四）经人工气道吸痰

1. 保持气道通畅，及时评估，按需吸痰。

2. 吸痰前做好用物准备，给予患者吸纯氧2min，将吸引器压力调节至150~200mmHg.

3. 严格执行手卫生，吸痰过程中严格无菌操作。

4. 连接密闭式吸痰管，单手固定气管插管及呼吸机管路连接处，防止管路的脱开；关闭负压，开放密闭吸痰器阀门，将吸痰管插至人工气道远端，打开负压，拇指和食指旋转上提吸痰管，每次吸痰时间不得超过15s。

5. 吸痰完毕后再次给予患者吸纯氧2min，关闭吸痰器阀门，冲洗负压吸引管路。

6. 按需吸引口鼻腔分泌物。

7. 吸痰过程中密切观察患者生命体征。

8. 妥善处理用物，并详细记录痰液量和性状。

五、俯卧位通气治疗的护理

1. 准备用物及评估患者：向清醒患者做好解释；评估胃潴留情况，提前暂停胃肠泵入；清理口鼻腔及呼吸道分泌物；断开不必要的静脉通道；固定好引流管；做好受压部位皮肤的保护。

2. 脱下患者病员服，将电极片移至双肩及腹侧，妥善固定指脉氧传感器，保证在翻转过程中持续监测心率和氧饱和度，保护患者安全。

3. 翻转体位：至少5名医护人员相互配合，1人负责患者头部，保护气管插管并协调其他人的翻转动作；患者两侧各2人，先使患者转为侧卧位，再转至俯卧位，使患者胸部、腹部、膝关节落在聚合酯垫或软枕上，避免受压。头偏向一侧，在受压侧头部垫上 U 型垫，预防气管插管受压，并保持患者舒适。

4. 预防臂丛神经损伤：在进行俯卧位通气时，将患者双上肢与身体平行或略外展放置，前臂向上放于头侧或向下放于身体两旁，保持功能位，避免牵拉、挤压导致缺血而引起的臂丛神经损伤。

5. 重新连接静脉通路，妥善固定引流管。

6. 不能耐受俯卧位通气治疗的患者，遵医嘱给予镇静、镇痛药物，必要时使用肌松药和保护性约束；做好镇静评分。

7. 严密观察病情变化，监测生命体征，持续无创及有创血压、心电图、血氧饱和度监测，遵医嘱留取动脉血标本，进行血气分析。

8. 保持呼吸道通畅，叩背排痰，观察患者痰液性质、量及颜色。

9. 每 2h 调整体位，观察受压部位皮肤及血运情况，以免发生压力性损伤。

六、镇痛镇静患者的护理

1. 疼痛评估内容包括疼痛的部位、特点、加重及减轻因素和强度。对能自主表达的患者可以用数字评分进行评价，对无法交流的患者使用行为疼痛量表进行评价。

2. 应用镇静药后，密切监测镇痛的效果以及循环、呼吸情况，根据镇痛的效果遵医嘱调整药物剂量，以免镇痛不足或过量，定时进行疼痛的评分并记录。

3. 按时评估并记录 RASS 评分，对镇静程度进行严密监测，有变化及时通知医生，及时调整镇静药物的种类及剂量。

4. 对于深度镇静（RASS≤-3 分）的患者，应实施每日镇静中断，护士进行镇静评估并记录，加强监测及评估。

5. 对于 RASS≥2 分的患者应使用 ICU 患者意识模糊评估法（Confusion Assessment Method for the ICU.CAM-ICU）进行谵妄评估，从

而达到谵妄早期预警，早期防治的效果。

七、体外膜氧合治疗

ECMO（Extracorporeal Membraneoxygenation）即体外膜氧合治疗，是指通过静脉内插管将血液从体内引流到体外，经膜式氧和器（膜肺）氧合并排出二氧化碳，再经驱动泵将血液经动脉或静脉灌流入体内的心肺支持技术。ECMO治疗期间，全身氧供和血流动力学处在相对稳定的状态，让患者心脏和肺得到充分的休息，为心肺功能的恢复赢得时间。

1. 患者行ECMO期间，应给予充分的镇痛、镇静，妥善固定管路，防止脱出。

2. 保持ECMO管路的通畅，注意观察离心泵的转速和流量，流量应保持恒定。观察膜式氧和器出气口有无渗漏，静脉管路有无抖动，如有异常及时通知医生。

3. 保证膜式氧和器持续不间断供氧。

4. 观察患者ECMO管路穿刺部位有无活动性出血、渗血、肿胀等情况，及时更换敷料，保持局部无菌环境。如有异常及时通知医生处理。

5. 密切监测以下各项指标：静脉血氧饱和度（SvO_2）、平均动脉压（MAP）、$PaCO_2$、动脉血气分析和活化凝血时间（ACT）及血细胞比容（Hct）等。如有S-G导管置入时，监测心输出量和肺动脉压。监测患者各项灌注，记录尿量，预防并发症。

6. 监测患者体温，做好保暖。

7. 出血的预防及护理：监测血小板计数，活化部分凝血活酶时间（APTT）等凝血指标，必要时遵医嘱输注相应血制品。

8. 遵医嘱给予抗凝治疗，各项护理操作应动作轻柔，避免损伤引起出血。

9. 溶血的预防及护理：监测血浆游离血红蛋白浓度及患者尿量、尿色，如有异常，及时通知医生。

10. 营养支持：保证患者充足的营养摄入。

第三节　心理护理

一、疑似患者的心理护理

疑似患者可能会出现恐慌、沮丧、孤独等负性情绪，导致负性情绪产生的原因包括：患者意识到灾难和危险来临，隔离后与他人的接触受到限制，感觉到他人有意躲避自己等等。当疑似患者出现以上负性情绪时，可尝试以下方法进行调整。

（一）帮助患者正确地认识疾病

焦虑常常来自对未来的不确定，不确定性越大，焦虑恐慌就会越明显。在疫情暴发的情况下，应该通过官方的、正式权威的渠道去全面了解疾病的有关信息，不听信谣传，这有助于患者情绪和心理状态的稳定。

（二）接纳自己的负性情绪

在疫情面前，每个人都会出现或多或少的负性情绪，如恐惧、紧张、烦躁、孤独、委屈、愤怒、抑郁等。疑似患者隔离时最常见的心理现象有：①紧张恐惧。主要是对自己可能发病、确诊、病重、死亡的恐惧和担心，甚至产生惶惶不可终日、焦虑不安的症状。②无能为力感。在等待观察的时间内，感觉自己难以掌控形势，从而产生一种无能为力感，甚至有人会因此变得愤怒、暴躁、情绪激动，以至于做出一些过激行为。③自责和后悔。对自己前期不在意或者一些草率的决定感觉后悔，对于家人产生的影响感到自责，觉得自己拖累了家人，甚至抑郁悲观。部分严重的患者可能产生自杀行为，需要特别重视。④躯体症状。各种负性情绪的影响下，常常会对自己的身体信号过分关注。有人会感觉到心慌，胸闷气短，头痛，肌肉酸痛，食欲不振，睡眠受到明显影响，白天精力下降，统称为应激反应，是正常人对突发事件的正常反应。患者应该了解到"这是正常的"，不必为自己这些反应过分紧张。不良情绪作为机体的一种防御性反应，可促使患者采取严密的防护措施、隔离自己。

（三）采取缓解焦虑方法

虽然进行隔离，但仍需尽量维持正常的生活节奏，保持正常的饮食和作息规律。居家隔离人群可以通过唱歌、听戏曲、养花种草、学烹饪、打太极等方法，为自己找到了适宜的活动与兴趣，缓解焦虑情绪。

（四）正确宣泄情绪

在面对压力的时候，学会正确的表达。可以通过视频向身边的家人或朋友倾诉，必要时一个人大哭一场宣泄情绪。千万不要认为哭泣是懦弱的表现，流泪的同时本身就是情绪的宣泄和放松，对心理健康有着非常多的好处。

（五）给予专业的帮助

当以上建议无法让患者内心平静，或者仍然有不良情绪对患者造成困扰时，可以及时寻找专业的精神科医生帮助患者，或利用互联网对患者进行心理咨询。

二、确诊患者的心理护理

由于社会孤立、感知危险、不确定性、身体不适、药物副作用、对病毒传播的恐惧以及社交媒体上的负面新闻，新冠肺炎患者可能会经历孤独、愤怒、焦虑、抑郁、失眠和创伤后应激症状，可能会对个体的社会和职业功能以及生活质量产生负面影响。对病情稳定的确诊患者应给予适当的心理护理。

（一）积极的认知

引导患者关注正向信息，比如一些有效的药物已经用于临床，很多患者战胜病毒的康复故事，医生在分享成功的治疗经验等。所有这些正向信息可以增强患者的勇气和康复信念。

（二）对患者进行心理疏导

采取认真聆听、细心陪伴和适当疏导等开展一对一心理沟通治疗，表达对患者的支持，缓解其不良情绪，帮助树立战胜疫情的信心。

（三）进行生活干预

制订作息时间表对患者进行生活干预，更多地关注患者自身感受，鼓励患者积极参与床单元整理、房间清洁等日常劳动，既减轻患者的无趣感，又可促进肺功能恢复，还能营造出家庭氛围，减轻患者对隔离环境的排斥。

（四）丰富患者治疗期间的活动

为患者提供才艺展示的平台，既丰富其日常生活，又可促进患者之间的沟通交流、相互鼓励，降低患者的孤独无助感。通过鼓励患者与护理人员互动，有效缓解患者对医院环境的陌生感，增进护患沟通。观看娱乐节目，有助于患者转移注意力，缓解焦虑情绪。书写住院日记，有助于患者积极反思，记录积极的心理体验，给自己更多正性体验。

（五）给予专业的帮助

当以上的建议无法解决患者的心理问题，或者仍然有不良情绪时，可以及时寻找专业的精神科医生帮助患者，或利用互联网对患者进行心理咨询。

第四节 新型冠状病毒患者康复护理

一、康复护理早期介入

早期康复可增强肌肉力量、缓解呼吸困难程度、提高机体运动功能，进而缩短住院时间，同时改善患者的生活质量和异常心理状态。患者康复介入前必须先对患者整体功能状态进行全面评估，尤其是意识认知状态、呼吸系统、心血管系统和肌肉骨骼系统，掌握康复介入时机，符合康复标准者应尽早开始治疗；不符合康复标准者应每天进行复评，直至满足标准。康复过程密切观察，一旦发生生命体征不稳定或神经系统症状及不良事件，应及时终止，明确原因，重新评估安全性。对重型/危重型患者早期康复治疗可给予床上和床边活动，康复干预措施应该涵盖体位管理、早期活动、呼吸管理等。根据患者意识认知和功能状态选取相对应的治疗干预技术。

（一）轻型/普通型患者的康复护理

通过轻型/普通型患者健康促进和健康教育，改进社区环境，利用社区资源，指导人群了解并掌握康复护理知识，认识康复护理对伤、病、残者治疗的意义，鼓励和动员服务对象及家人主动参与康复治疗。配合康复医师针对不同个体制订个体康复治疗方案，充分利用社区和家庭资源开展康复治疗工作。

（二）重型患者的康复护理

重型患者入院既有康复团队介入，由康复团队进行评估，如存在意识障碍的患者，在排除康复禁忌证及加重患者损伤的前提下，尽早开始床旁重症促醒康复护理。

（三）危重型患者的康复护理

危重型患者面对封闭管理，与各种生命支持治疗，致使患者生理、心理出现影响，直接降低临床疗效。对患者施以早期康复护理，可显著提升治愈率，调整患者身心状态，改善患者生存质量，提高患者愈后生活能力。康复涉及内容广泛，组建多学科合作、专业的康复团队尤为关键，团队内有效交流，相互讨论解决实际康复护理中的问题，可为患者提供针对性、系统性的康复护理服务。康复护理团队工作以患者为中心展开，以目标为导向，施以连续性的护理干预，可显著提升护理服务水平与质量。康复治疗小组集结了康复治疗师、康复医师、康复护士与呼吸机治疗师，组内明确分工、划分责任、相互协作，转变传统以疾病为中心的护理观念，实现对患者治疗、护理的协作管理。主动与患者沟通，多做患者家属思想工作，使其给予患者更多家庭支持。使患者身心处于最佳治疗状态，确保早期康复护理干预成效。

二、康复护理原则

（一）呼吸功能康复护理原则

（1）根据患者的个体情况，制订合理的训练方案，选择适宜的训练方法，并注意训练的强度、频率、幅度、时间。

（2）注意心血管和呼吸系统反应，观察生命体征、脉氧变化，根据个体状况进行量力而行的训练。

（3）训练前充分准备活动，训练后充分放松活动。

（二）肢体功能康复护理原则

（1）通过主动训练减轻患者长时间卧床可能带来的并发症，增强患者心肺功能，改善耐力、身心状态和体能，减少并发症的发生，最大限度地恢复患者的肺功能、提高自身免疫力和提升生活质量。

（2）根据自我感觉选择单关节或多关节、单方向或多方向的训练；主动活动应动作宜平稳缓慢，活动量的大小以没有明显的疲劳感为标准；训练中出现气短、喘憋、胸闷等症状时应立即终止活动。

（三）心肺功能康复护理原则

预防因卧床引起的各种并发症，提升患者心肺功能，改善身心状态，促进肺炎恢复并改善预后。

三、康复训练指导

针对出院患者主要发生的呼吸、躯体、肢体、心理、日常生活活动能力及社会参与能力等功能障碍，提出针对性的训练方法。

（一）呼吸功能康复护理训练指导

（1）目标：通过指导恢复期患者呼吸功能训练，建立有效呼吸方式，提高通气效率与有效肺容量，改善氧合，减少呼吸做功，缓解呼吸困难。通过康复护理人员运用呼吸康复护理训练视频，指导患者做主动呼吸功能训练。

（2）训练方法：呼吸康复护理训练方法应因地制宜、因人而异、中西医并重，针对不同病期的患者，积极配合临床一线医务人员，通过不同方式：如视频、微信、床边指导等，开展呼吸康复训练。

（3）卧床期呼吸功能训练：主要包括蝴蝶式呼吸训练、放松训练（卧位下全身放松、半卧位下放松训练）、卧位呼吸训练、腹式与缩唇呼吸训练。

（4）恢复期呼吸功能训练　主要包括主动循环呼吸训练、头颈协调呼吸训练、放松呼吸训练。

主动循环呼吸技术（ACBT）：一个循环周期由呼吸控制、胸廓扩张运动和用力呼气技术三个部分组成。呼吸控制阶段指导患者用放松的方法以正常的潮气量进行呼吸，鼓励肩部及上胸部保持放松，下胸部及腹部主动收缩，以膈肌呼吸模式完成呼吸，该阶段持续时间应与患者对放松的需求相适应。胸廓扩张阶段强调吸气，指导患者深吸气到吸气储备量，屏息1~2s，然后被动而轻松的呼气。用力呼气阶段为穿插呼吸控制及呵气，呵气是一种快速但不用最大努力的呼气，过程中声门应保持开放。利用呵气技巧进行排痰，代替咳嗽降低呼吸肌做功。注意在呵气过程中用口罩遮挡。

呼吸模式训练：包括调整呼吸节奏（吸:呼=1:2）、腹式呼吸训练、缩唇呼吸训练等。

呼吸康复操：包括卧位呼吸操、坐位呼吸操、站立位呼吸操。根据患者体力情况进行卧位、坐位及站立位的颈屈伸、扩胸、转身、旋腰、侧躯、蹲起、抬腿、开腿、踝泵等系列运动。

（二）躯体功能康复护理训练指导

有氧运动：针对患者合并的基础疾病和遗留功能障碍问题制订有氧运动方案，包括踏步、慢走、快走、慢跑、游泳、太极拳、八段锦等运动形式，运动强度以运动后第二天不出现疲劳为宜。从低强度开始，循序渐进，每次20~30min，每周3~5次。对于容易疲劳的患者可采取间歇运动形式进行，餐后1h开始。

力量训练：使用沙袋、哑铃、弹力带或瓶装水等进行渐进抗阻训练，每组15~20个动作，每天1~2组，每周3~5d。

（三）肢体功能康复护理训练指导

上肢功能训练：主要包括上肢肩关节全范围运动、合掌夹肘、肘关节屈伸运动、扩胸运动、左右击掌。

下肢功能训练：主要有直腿抬高、双桥运动、夹腿屈曲、侧卧髋外展、踝泵运动、抬腿运动、踢腿运动、半蹲练习、提踵练习。

（四）心肺功能康复护理评估指导

（1）自我评估肺功能：主要有日常生活主观症状评估（通常以有无出现气短、气促症状为标准，采用6级制）；呼吸困难分度评估（中度及以下患者可进行合适的呼吸功能训练）。

（2）Borg主观劳累程度分级：Borg主观劳累程度分级（ratings of perceived exertion,RPE）通过让参与者凭借运动时的自身感觉（心跳、呼吸、排汗、肌肉疲劳等），估计运动的强度。心肺功能训练要求达到RPE评分11~13分，分值×10约相当于运动时的正常心率反应。

（3）心理康复干预：设计可产生愉悦效应及转移注意力的作业疗法，达成调整情绪，疏解压力的目的。通过专业心理学培训的护理人员和康复治疗师也可以开展专业的心理咨询，包括正念放松治疗和认知行为治疗。注意慎用让患者重复叙述创伤经历的方法，以免造成重复伤害。如出现精神障碍，建议精神专科介入。

（五）日常生活活动能力训练指导

对患者进行日常生活活动指导。主要是节能技术指导，将穿脱衣、如厕、洗澡等日常生活活动动作分解成小节间歇进行，随着体力恢复再连贯完成，逐步恢复至正常。

（六）出院后康复护理综合训练指导

（1）目标：增强胸廓活动，获得正常、轻松的呼吸方式，形成有效的呼吸模式，改善肺通气；提高肺功能，减少并发症，后遗症；恢复体能和心理调整，增强活动能力。

（2）训练方法

呼吸肌强化训练：腹肌训练、利用呼吸训练器增强呼吸肌法（分为吸气肌和呼气肌训练法）、对抗阻力呼吸法（分为吹气法和匀速吹气法）。

八段锦：八段锦采用的呼吸方法（内养功呼吸法）可增加肺的换气功能，有利于O_2和CO_2的交换。

抗阻训练：哑铃抗阻训练、弹力带抗阻训练。

此外，对康复的禁忌证、患者治疗过程中需立即停止的情况、患者合并其他疾病时应注意的情况、高龄患者需注意的问题作出特别说明，对重症、危重症患者和轻型、普通型患者出院后康复提出区别性要求。

四、心理及营养康复护理指导

（一）心理康复指导

自我心理状态评估可以通过简短自评量表评定，如简易抑郁自评量表（patient health ques-tionnaire-9,PHQ-9）、广泛性焦虑自评量表（general-ized anxiety disorder,GAD-7），明确存在的心理障碍类型与程度，根据心理问题进行干预。

（二）心理问题干预

1. 家庭干预指导：家属可通过电话等方式充分沟通，使患者正确认识自身疾病，减少患者恐慌和焦虑感，支持、维护、重建或提升患者的自尊、自信，帮助其树立对抗疾病的坚定信念。

2. 自我干预：保持与外界的沟通，积极宣泄情绪，对于无法控制的严重情绪问题可尝试通过心理咨询服务热线进行心理咨询。保持理性头脑，可以通过网络或电视等媒体收看专业医生的建议，减少因信息过载带来的心理负担。维持正常的规律作息，保持充足的睡眠。放松训练，如冥想、催眠、音乐疗法、瑜伽、气功、太极等均能舒缓负性情绪，从而使机体保持平衡与稳定。坚持运动锻炼，运动能够舒缓负性情绪，保持平衡与稳定及良好的心态。学会一套适合自己的强身健身的运动方法，每天坚持，提高心肺功能，提高生活质量。

3. 营养康复指导：

（1）食物多样，谷类为主。能量要充足，每天摄入谷薯类食物，如大米、面粉、杂粮等；保证充足优质蛋白质，如瘦肉、鱼、虾、蛋、大豆等；通过多种烹调植物油增加必需脂肪酸的摄入，特别是单不饱和脂肪酸的植物油。

（2）科学合理安排饮食结构。每天的饮食结构要保证优质蛋白摄入，多吃蔬果、奶类、大豆；少吃肥肉、烟熏和腌制肉制品，不吃野生动物；忌辛辣，清淡饮食，控糖忌烟酒。

（3）吃动平衡，健康体质量。坚持日常身体活动，每周至少进行5d中等强度身体活动。食不过量，控制总能量摄入，保持能量平衡。

（4）足量饮水。成年人每天饮水 1500~2500mL（有心脏病和肾病患者请在医生指导下饮水）。

参考文献

[1] 尤黎明,吴瑛.内科护理学(第6版)[M].北京:人民卫生出版社,2017.

[2] 艾华.感染性疾病患者心理护理干预[J].中国社区医师,2015,5(12):156-157.

[3] 谢冬云.感染性疾病患者心理护理干预效果分析[J].中外医疗,2015,17(10):140-141.

[4] 曹文美,郭兴春,张维秀.外出检查护理流程在心血管轻症患者中的应用[J].当代护士(中旬刊),2018,25(2):164-165.

[5] 王军宇,赵丽新,王武超等.可疑呼吸道传染性疾病防控急诊方案[J].中国急救医学,2020,40(3):196-198.

[6] 衣颖,吴金辉,张宗兴等.新型冠状病毒肺炎病员的隔离转运[J].医疗卫生装备,2020,41(2):6-10.

[7] 国务院应对新型冠状病毒肺炎疫情联防联控机制.《新冠肺炎患者、隔离人员及家属心理疏导和社会工作服务方案》.联防联控机制发〔2020〕39号.

[8] 国家卫生健康委办公厅.《新冠肺炎出院患者健康管理方案(试行)》.国卫办医函〔2020〕225号.

[9] 中国营养学会新型冠状病毒肺炎营养膳食指导工作组.新型冠状病毒肺炎营养膳食指导意见[J].营养学报,2020,42(1):1-2.

[10] 杨爱平,阳成英.新型冠状病毒感染肺炎患者的护理管理[J].护理研

究,2020,34(4):563-564.

[11] 隗冰芮,胡翠环.轻症新型冠状病毒肺炎患者家庭护理策略研究[J].护理研究,2020,34(6):953-955.

[12] 周小东.新型冠状病毒肺炎患者焦虑恐惧心理的防治措施[J].解放军医药杂志,2020,32(2):3-5.

[13] 靳英辉,蔡林,程真顺,等.新型冠状病毒(2019-nCoV)感染的肺炎诊疗快速建议指南(标准版)[J].解放军医学杂志,2020,45(1):1-20.

[14] 中华预防医学会医院感染控制分会.临床微生物标本采集和送检指南[J].中华医院感染学杂志,2018,28(20):3192-3200.

[15] 米元元,黄海燕,朱丽群,等.新型冠状病毒患者标本采集技术专家共识[J].护士进修杂志,2020.

[16] 钱扬会,董建英.2019新型冠状病毒实验室检测与预防研究[J].检验医学与临床,2020,17(10):1457-1459,1463.

[17] 刘晓伟.在不同通气模式下吸痰对呼吸力学和气体交换影响的比较[D].中国医科大学,2007.

[18] 刘秋云.人工气道管理与医院感染控制[A];中华护理学会2009全国医院感染新进展研讨会论文汇编[C];2009.

[19] 何英,李晓娟,罗映红.机械通气患者人工气道的集束化护理[J].护理实践与研究,2010,15.

[20] 柳韡.体位护理预防机械通气相关性肺炎的研究[D].第二军医大学,2001.

[21] 李素侠.气管内吸引对危重病人的影响[D].吉林大学,2005.

[22] 刘相德.体外膜肺氧合治疗在成人急性呼吸衰竭中应用[J].创伤与急危重病医学,2015,(1).

[23] 任建安,黎介寿,刘放南,等.监测危重病人的能量代谢对营养支持治疗的指导作用[J];中华医学杂志,1995.06.

[24] 刘路.ICU气管插管患者的镇痛、镇静及护理[J].国际护理学杂志,2009,28(07):30-31.

[25] 谭德明,潘鹏飞.不同体位通气在急性呼吸窘迫综合征中的应用进展

[J];现代医药卫生,2011.18.

[26] 杨艳杰,曹枫林.护理心理学[M].北京:人民卫生出版社,2017.

[27] 黄韩宇,陈超,司天梅.新冠肺炎疑似患者的心理自助[J].中国心理卫生杂志,2020,34(3):251-253.

[28] 周书,黄薛冰,钱英,等.新冠肺炎患者的常见心理冲突及应对策略[J].中国心理卫生杂志,2020,34(3):248-250.

[29] 李岩,王金梅.基于方舱医院条件下新冠肺炎患者高效护理策略[J].齐鲁护理杂志,2020,26(9):127-129.

[30] 陈宏,文雪,周俊,等.生活干预对新型冠状病毒肺炎患者焦虑抑郁及生活质量的影响[J].护理学杂志,2020,35(9):27-29.

[31] 蒋艳,刘素珍,王颖.新冠肺炎防控医院护理工作指南[M].成都:四川科学技术出版社,2020.

[32] 王辰,方国恩.2019新型冠状病毒肺炎呼吸康复指导意见(第一版).中国修复重建外科杂志,2020,34:275-279.

[33] 丁慧,李秀云,郑彩娥.新型冠状病毒肺炎患者康复护理工作指导意见.康复学报,2020,30:25-258.

第六章　工作流程

新冠肺炎在医疗机构的传播过程具备三个条件，传染源、传播途径和易感人群。为积极预防、控制医疗机构新冠肺炎的发生与爆发流行，保证医疗机构工作人员及患者的健康，特制订本工作流程。

第一节 预检分诊就诊流程

一、发热门诊就诊流程

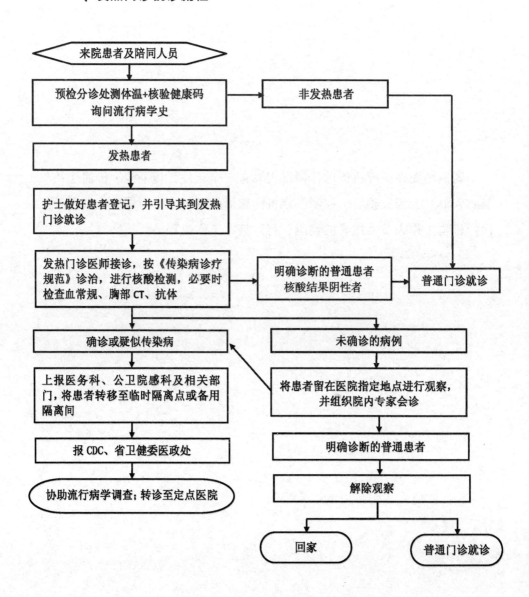

二、门、急诊患者就诊流程

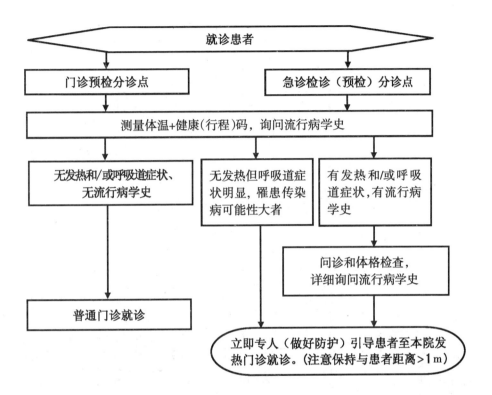

三、医务人员进出隔离病区流线布局流程示意图

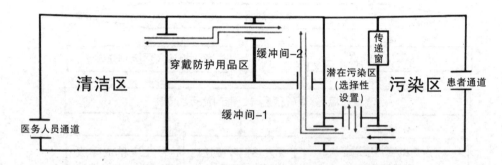

同一通道进出流线布局流程示意图

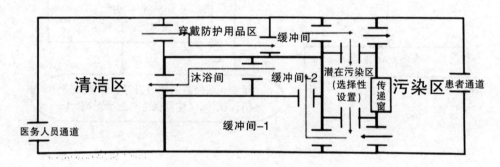

不同通道进出流线布局流程示意图

第二节　医务人员穿戴防护用品流程

一、医务人员防护用品选用原则

区域（人员）		个人防护用品类别							
		医用外科口罩	医用防护口罩	工作帽	手套	隔离衣	防护服	护目镜/防护面屏	鞋套/靴套
医院入口		+	-	±	-	-	-	-	-
预检分诊		+	-	±	±	±	-	-	-
引导患者去发热门诊人员		+	-	±	±	±	-	-	-
常规筛查核酸检测标本采样人员		-	+	+	+	+	-	+	
有流行病学史或疑似患者核酸检测标本采样人员		-	+	+	+	±	+	+	±
门急诊窗口（非侵入性操作）		+	-	±	-	-	-	-	-
门急诊窗口（侵入性操作，如采血）		+	-	+	+	±	-	±	-
门诊	患者佩戴口罩	+	-	-	-	-	-	-	-
	患者需摘除口罩或有血液体液暴露	+	±	+	+	±	-	±	±
病区*	普通病区	+	-	±	±	±	-	-	±
	过渡病区（室）	+	±	+	+	±	±	±	±
	确诊病例定点收治隔离病区	-	+	+	+	-	+	+	+
手术室	常规手术	+	-	+	-	-	-	±	±
	急诊、新冠肺炎疑似患者或确诊患者手术	-	+	+	+	-	+	+	+
发热门诊	诊室	-	+	+	+	±	±	±	+
	检查	-	+	+	+	±	±	±	+
	留观病室	-	+	+	+	-	+	±	+

新冠 PCR 实验室	-	+	+	+	±	±	+	±
新冠肺炎疑似患者或确诊患者转运	-	+	+	+	±	±	+	±
行政部门	+	-	-	-	-	-	-	-

注 1："＋"指需采取的防护措施

注 2："±"指根据工作需要可采取的防护措施；隔离衣和防护服同时为"±"，应二选一

注 3：医用外科口罩和医用防护口罩不同时佩戴；防护服和隔离衣不同时穿戴；防护服如已有靴套则不需另加穿

注 4：餐饮配送、标本运送、医废处置等人员防护按所在区域的要求选用

注 5：为新冠肺炎疑似患者或确诊患者实施气管切开、气管插管时可根据情况加用正压头套或全面防护型呼吸防护器

注 6：《新型冠状病毒感染的肺炎防控中常见医用防护用品使用范围指引（试行）》（国卫办医函〔2020〕75 号）废止

＊普通病房可选项取决于患者是否摘除口罩或有血液体液暴露

二、医用外科口罩佩戴流程

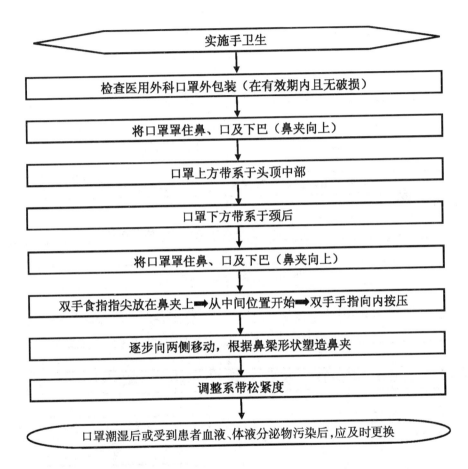

三、医用外科 N95 口罩佩戴流程

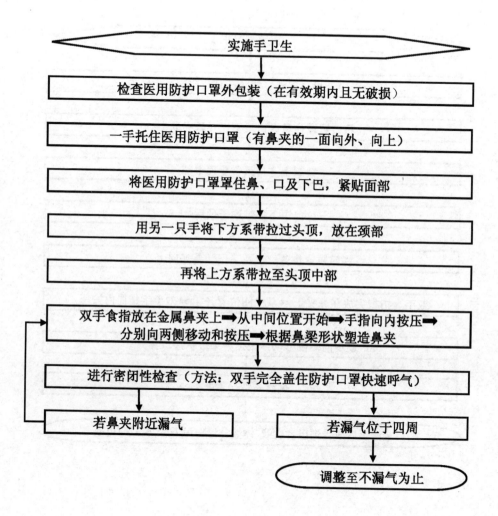

四、发热患者转运医护人员穿戴防护用品流程

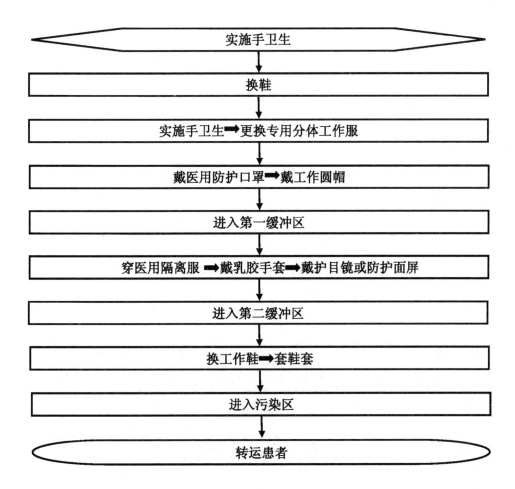

五、发热患者陪检医护人员穿戴防护用品流程

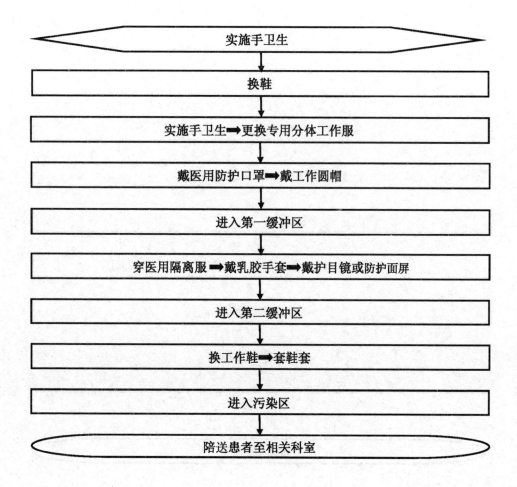

六、工作人员穿戴医用防护用品流程

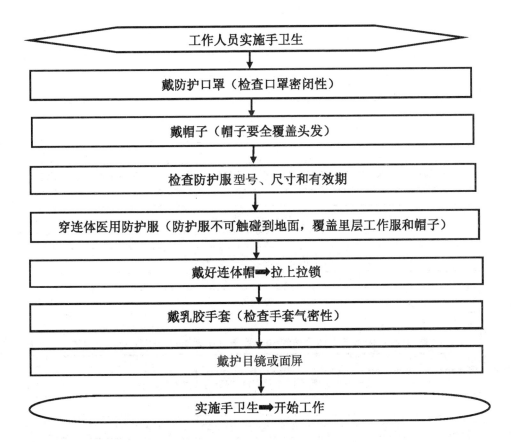

七、工作人员脱医用防护用品流程

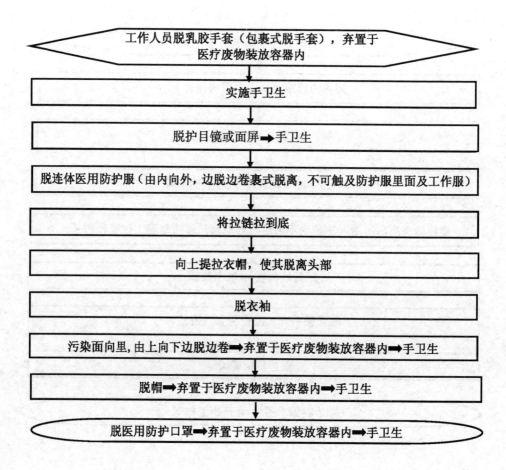

八、医用外科口罩、医用防护口罩摘除流程

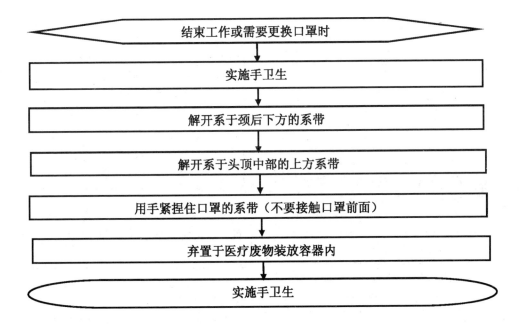

结束工作或需要更换口罩时

实施手卫生

解开系于颈后下方的系带

解开系于头顶中部的上方系带

用手紧捏住口罩的系带（不要接触口罩前面）

弃置于医疗废物装放容器内

实施手卫生

九、污水处理站工作人员穿脱防护用品流程

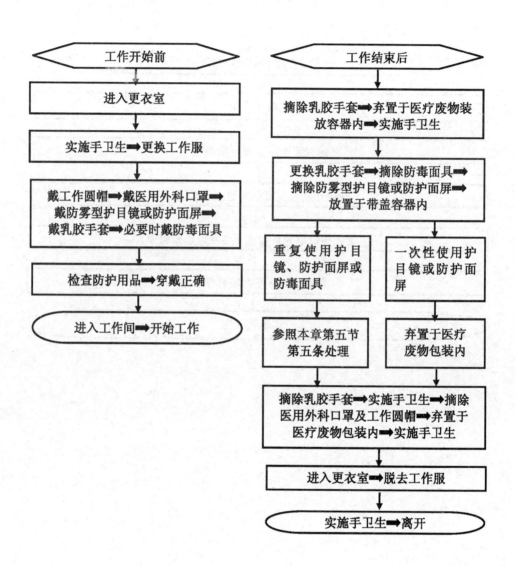

第三节 隔离病区工作流程

一、进入隔离病区工作流程

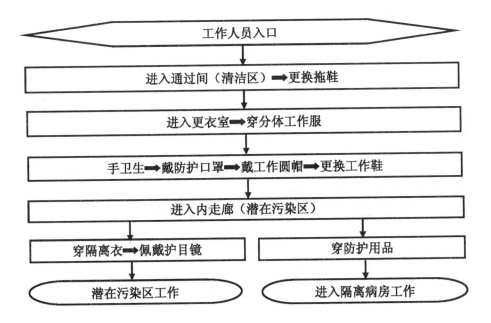

二、离开隔离病区工作流程

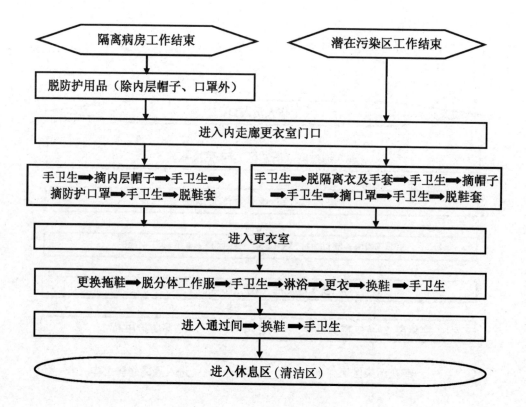

第四节　发热门诊工作流程

一、进入发热门诊工作流程

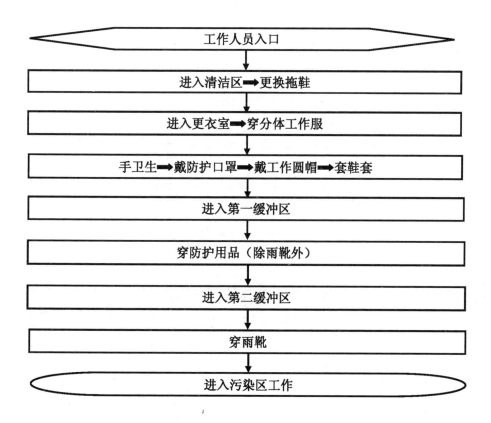

二、离开发热门诊工作流程

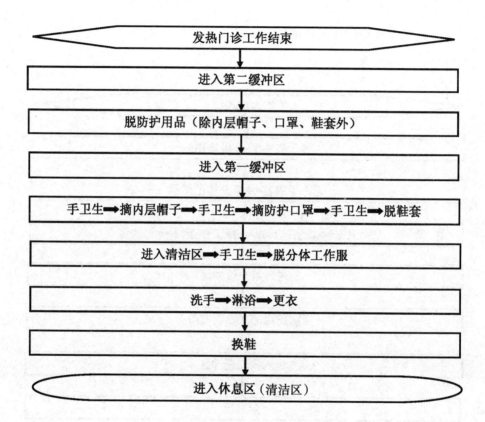

第五节 消毒流程

一、发热门诊空气消毒流程

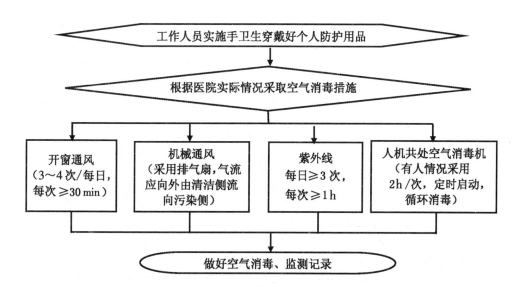

二、发热患者专用转运车清洁消毒流程

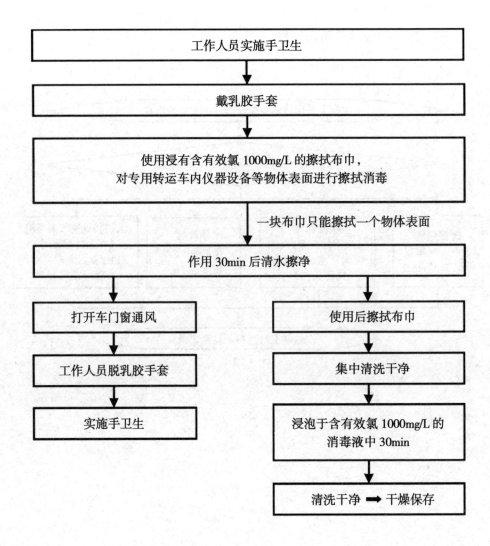

三、隔离病房空气消毒流程

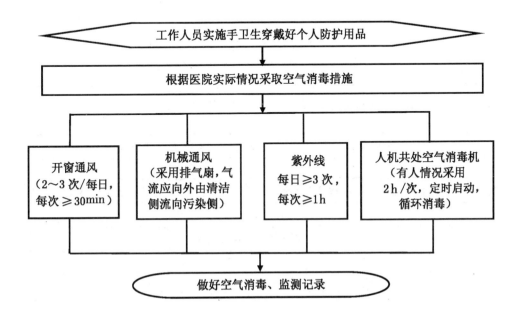

四、治疗车使用后清洁消毒流程

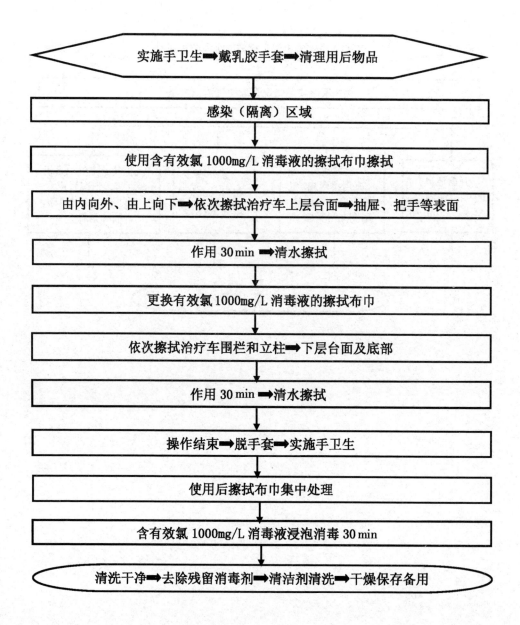

五、重复使用护目镜清洁消毒流程

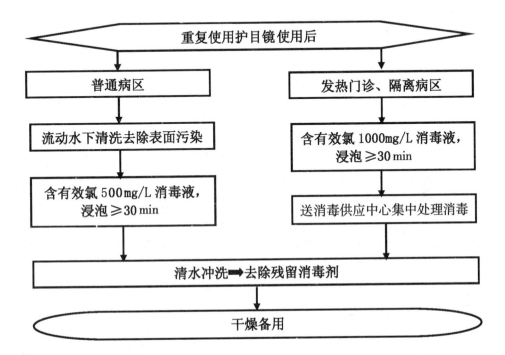

六、物体表面清洁消毒流程

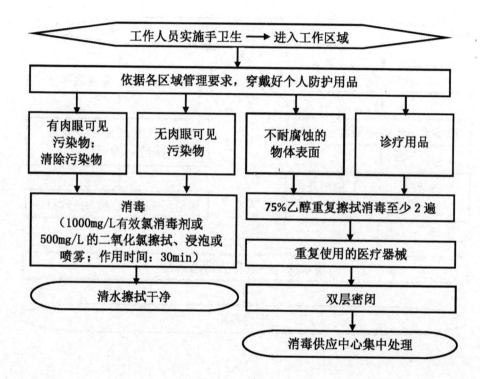

七、体温计清洁消毒流程

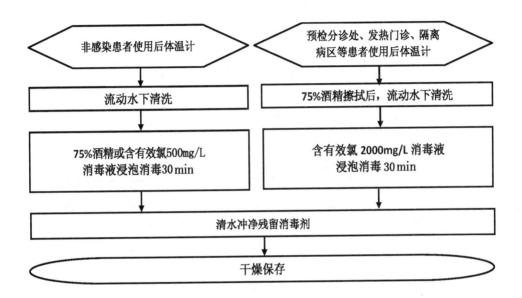

八、污染物（患者血液、分泌物和呕吐物）清洁消毒流程

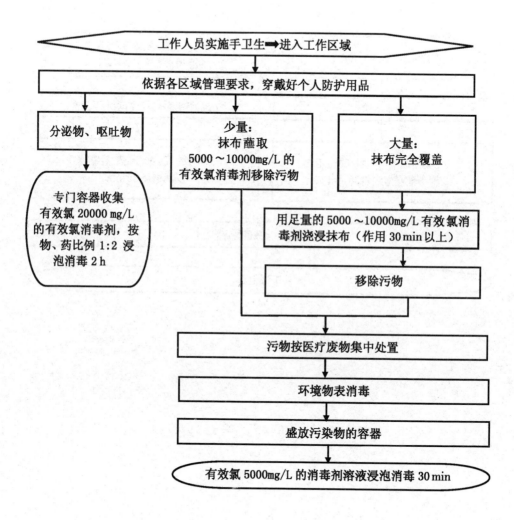

工作人员实施手卫生➡进入工作区域

依据各区域管理要求，穿戴好个人防护用品

分泌物、呕吐物

少量：
抹布蘸取
5000～10000mg/L 的
有效氯消毒剂移除污物

大量：
抹布完全覆盖

专门容器收集
有效氯 20000 mg/L
的有效氯消毒剂，按
物、药比例 1:2 浸
泡消毒 2 h

用足量的 5000～10000mg/L 有效氯消
毒剂浇浸抹布（作用 30 min 以上）

移除污物

污物按医疗废物集中处置

环境物表消毒

盛放污染物的容器

有效氯 5000mg/L 的消毒剂溶液浸泡消毒 30 min

九、地面和墙壁清洁消毒流程

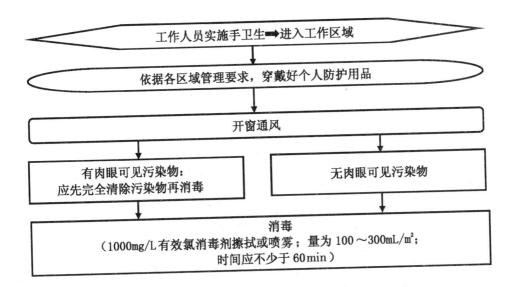

十、患者衣物、被褥等纺织品清洁消毒流程

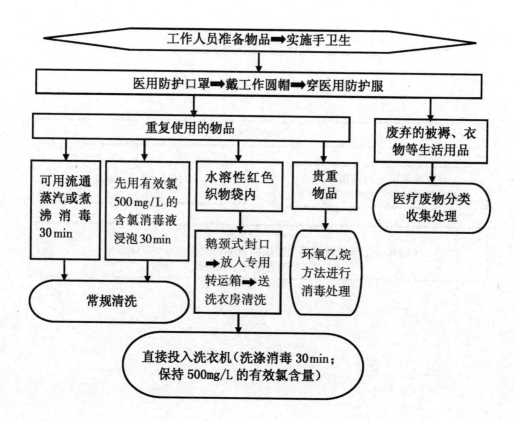

十一、皮肤、黏膜清洁消毒流程

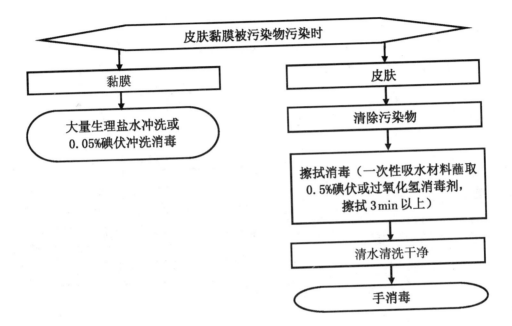

十二、卫生间与卫生用品清洁消毒流程

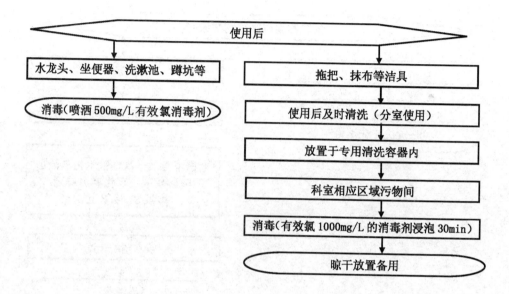

十三、餐（饮）具和其他物品清洁消毒流程

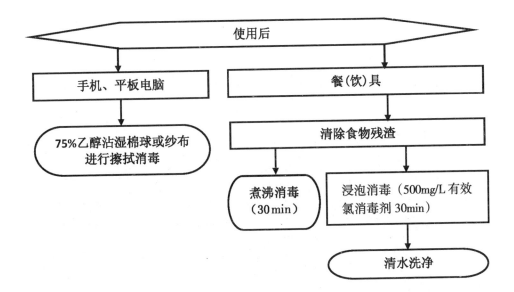

十四、重复使用的医疗器械清洁消毒流程

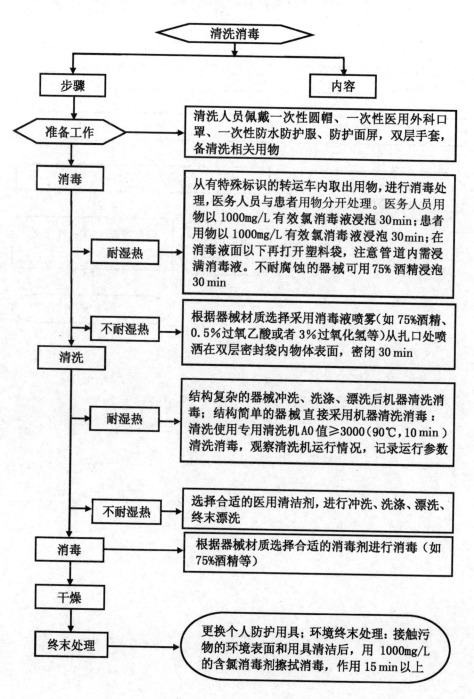

十五、呼吸机及附件清洗消毒流程

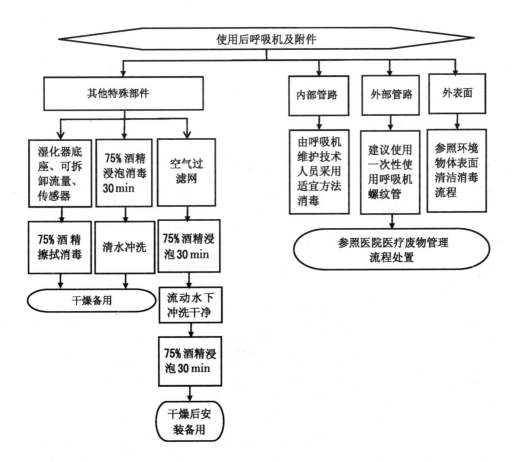

十六、科室处理负压引流瓶及附件的清洗消毒流程

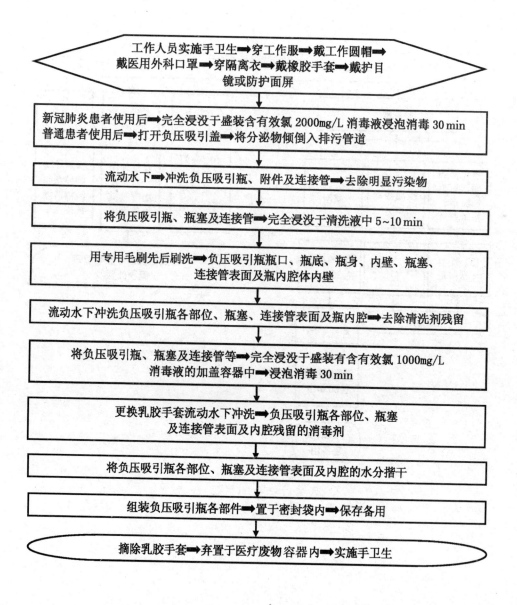

工作人员实施手卫生➡穿工作服➡戴工作圆帽➡戴医用外科口罩➡穿隔离衣➡戴橡胶手套➡戴护目镜或防护面屏

新冠肺炎患者使用后➡完全浸没于盛装含有效氯 2000mg/L 消毒液浸泡消毒 30 min
普通患者使用后➡打开负压吸引盖➡将分泌物倾倒入排污管道

流动水下➡冲洗负压吸引瓶、附件及连接管➡去除明显污染物

将负压吸引瓶、瓶塞及连接管➡完全浸没于清洗液中 5~10 min

用专用毛刷先后刷洗➡负压吸引瓶瓶口、瓶底、瓶身、内壁、瓶塞、连接管表面及瓶内腔体内壁

流动水下冲洗负压吸引瓶各部位、瓶塞、连接管表面及瓶内腔➡去除清洗剂残留

将负压吸引瓶、瓶塞及连接管等➡完全浸没于盛装有含有效氯 1000mg/L 消毒液的加盖容器中➡浸泡消毒 30 min

更换乳胶手套流动水下冲洗➡负压吸引瓶各部位、瓶塞及连接管表面及内腔残留的消毒剂

将负压吸引瓶各部位、瓶塞及连接管表面及内腔的水分揩干

组装负压吸引瓶各部件➡置于密封袋内➡保存备用

摘除乳胶手套➡弃置于医疗废物容器内➡实施手卫生

十七、疑似新型冠状病毒肺炎排除后出院终末消毒流程

1. 空气消毒

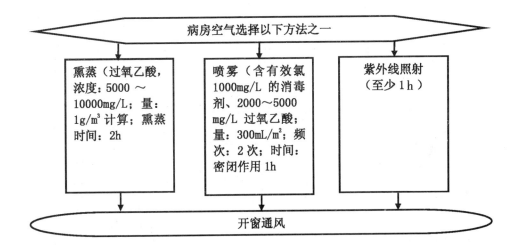

2. 污染物（患者血液、分泌物和呕吐物）清洁消毒流程

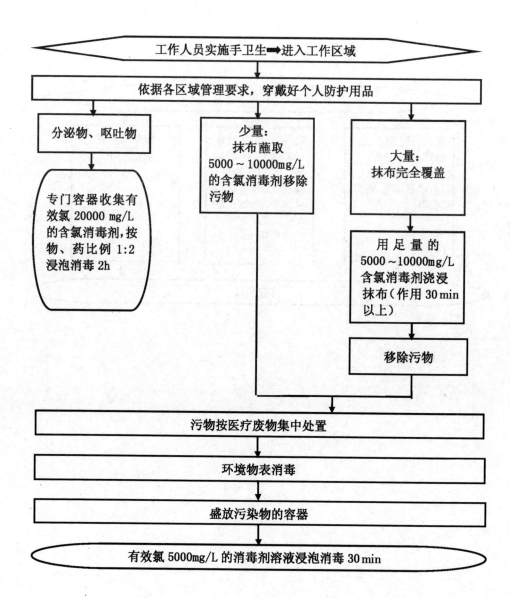

3. 地面和墙壁

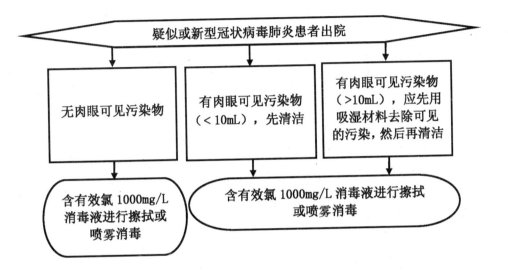

备注：

喷药量为 100~300mL/m²，先由外向内喷洒一次，待室内消毒完毕后，再由内向外重复喷洒一次。消毒作用时间应不少于 60min。

4. 患者衣服，被褥等纺织品

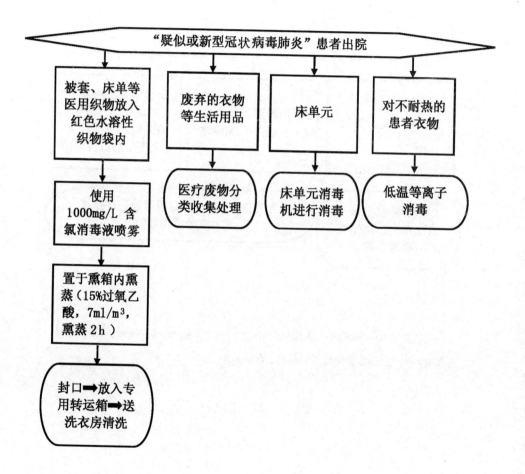

5. 卫生间与卫生用品

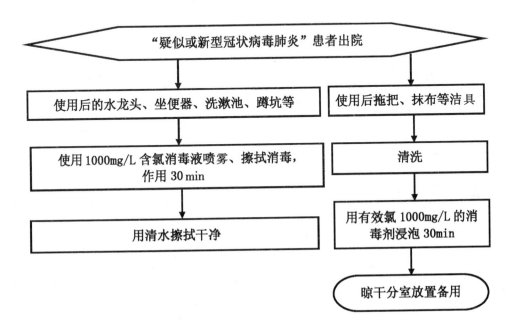

6. 餐（饮）具及其他物品

推荐使用一次性餐具

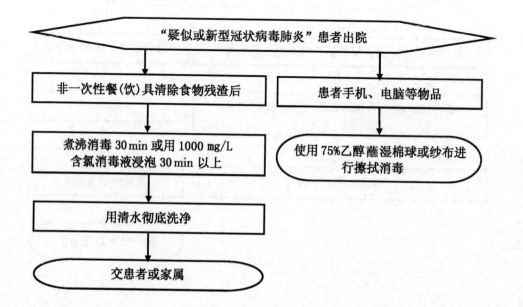

7. 废弃物

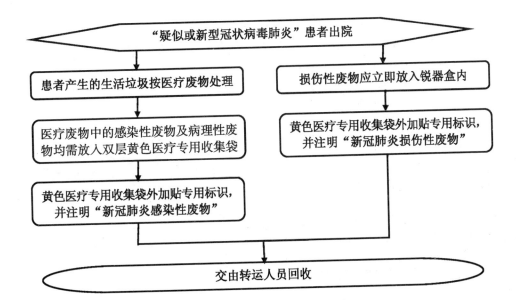

8. 转运工具

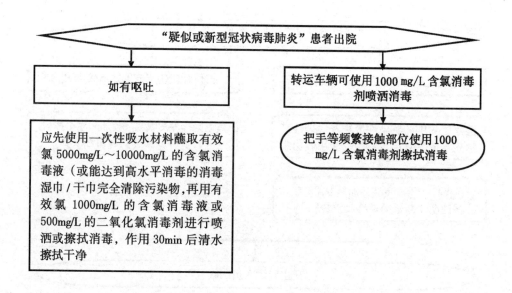

"疑似或新型冠状病毒肺炎"患者出院

如有呕吐

应先使用一次性吸水材料蘸取有效氯 5000mg/L～10000mg/L 的含氯消毒液（或能达到高水平消毒的消毒湿巾／干巾完全清除污染物，再用有效氯 1000mg/L 的含氯消毒液或 500mg/L 的二氧化氯消毒剂进行喷洒或擦拭消毒，作用 30min 后清水擦拭干净

转运车辆可使用 1000 mg/L 含氯消毒剂喷洒消毒

把手等频繁接触部位使用 1000 mg/L 含氯消毒剂擦拭消毒

十八、新型冠状病毒肺炎出院终末消毒流程

1. 空气消毒

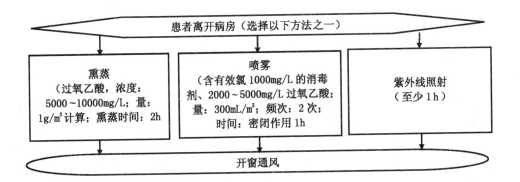

2. 污染物（患者血液、分泌物、呕吐物和排泄物）

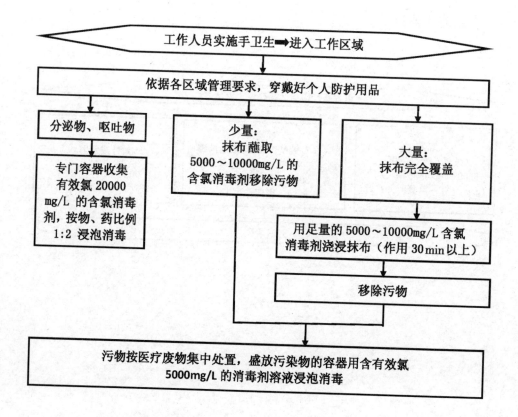

3. 地面和墙壁

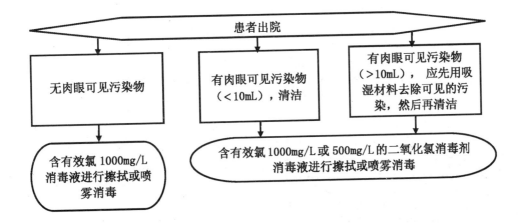

备注:

喷药量为 100~300mL/m²,先由外向内喷洒一次,待室内消毒完毕后,再由内向外重复喷洒一次。消毒作用时间应不少于 60min。

4. 物体表面

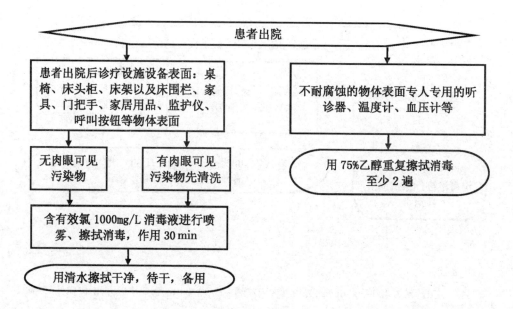

5. 患者衣服，被褥等纺织品

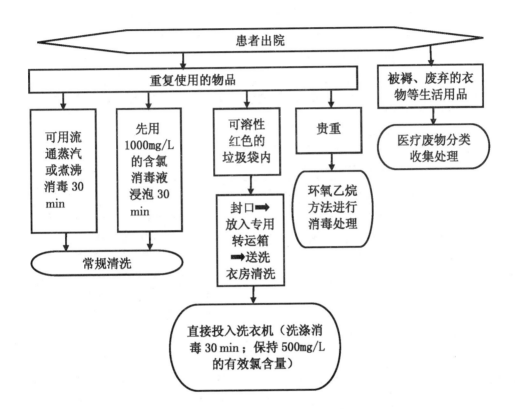

6. 卫生间与卫生用品

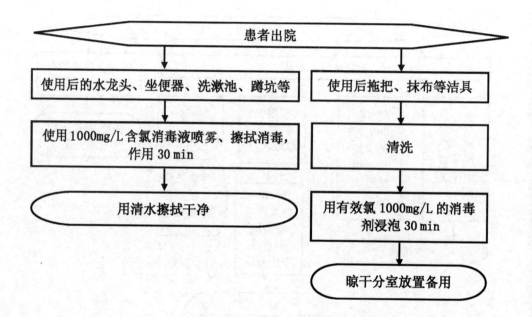

7. 餐饮具及其他物品

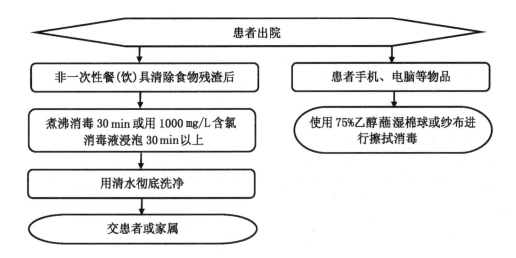

8. 废弃物

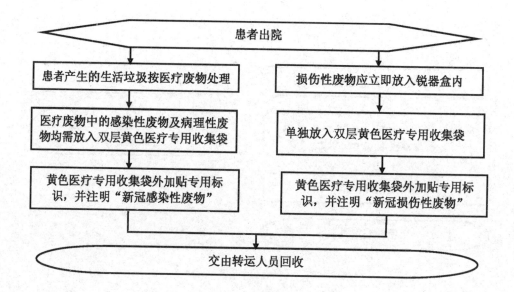

十九、新型冠状病毒肺炎出院患者的床单元终末清洁消毒流程

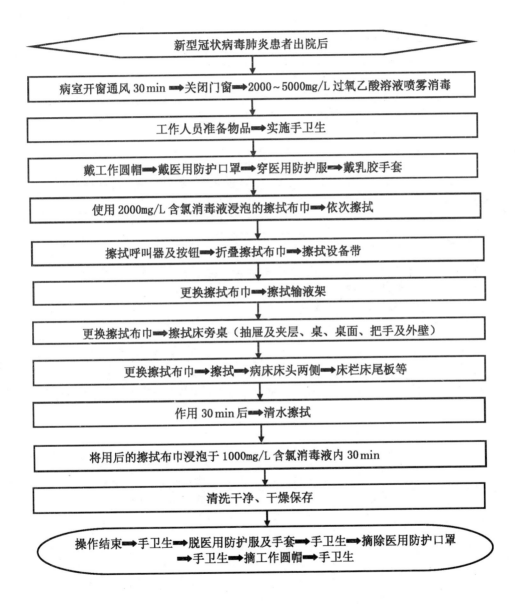

新型冠状病毒肺炎患者出院后

病室开窗通风 30 min ➡ 关闭门窗 ➡ 2000~5000mg/L 过氧乙酸溶液喷雾消毒

工作人员准备物品 ➡ 实施手卫生

戴工作圆帽 ➡ 戴医用防护口罩 ➡ 穿医用防护服 ➡ 戴乳胶手套

使用 2000mg/L 含氯消毒液浸泡的擦拭布巾 ➡ 依次擦拭

擦拭呼叫器及按钮 ➡ 折叠擦拭布巾 ➡ 擦拭设备带

更换擦拭布巾 ➡ 擦拭输液架

更换擦拭布巾 ➡ 擦拭床旁桌（抽屉及夹层、桌、桌面、把手及外壁）

更换擦拭布巾 ➡ 擦拭 ➡ 病床床头两侧 ➡ 床栏床尾板等

作用 30 min 后 ➡ 清水擦拭

将用后的擦拭布巾浸泡于 1000mg/L 含氯消毒液内 30 min

清洗干净、干燥保存

操作结束 ➡ 手卫生 ➡ 脱医用防护服及手套 ➡ 手卫生 ➡ 摘除医用防护口罩 ➡ 手卫生 ➡ 摘工作圆帽 ➡ 手卫生

二十、感染用物转运车处理流程

准备专用容器和清洁布

个人防护：工作人员佩戴一次性工作帽、一次性医用外科口罩、防护眼镜、穿隔离衣、带一次性乳胶手套

处理步骤：用1000mg/L 的含氯消毒剂进行擦拭消毒，作用 30 min 后，用清水清洗干净（擦拭顺序从污染较轻的部位开始擦拭，再处理污染较重部位）

终末处理：
1.将个人防护用品放入专用医用废物容器内
2.车辆清洗消毒专用容器和清洁布清洗后用 1000mg/L 的含氯消毒剂消毒、干燥备用

二十一、诊疗器械、器具及物品清洗消毒处理流程

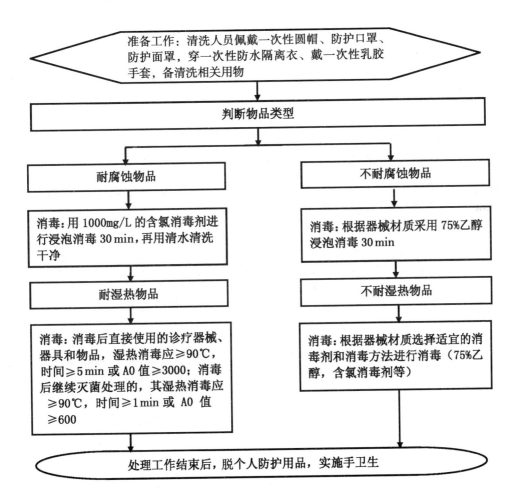

准备工作：清洗人员佩戴一次性圆帽、防护口罩、防护面罩，穿一次性防水隔离衣、戴一次性乳胶手套，备清洗相关用物

判断物品类型

耐腐蚀物品

消毒：用 1000mg/L 的含氯消毒剂进行浸泡消毒 30 min，再用清水清洗干净

耐湿热物品

消毒：消毒后直接使用的诊疗器械、器具和物品，湿热消毒应≥90℃，时间≥5 min 或 A0 值≥3000；消毒后继续灭菌处理的，其湿热消毒应≥90℃，时间≥1 min 或 A0 值≥600

不耐腐蚀物品

消毒：根据器械材质采用 75%乙醇浸泡消毒 30 min

不耐湿热物品

消毒：根据器械材质选择适宜的消毒剂和消毒方法进行消毒（75%乙醇，含氯消毒剂等）

处理工作结束后，脱个人防护用品，实施手卫生

二十二、发热患者救护车清洁消毒流程

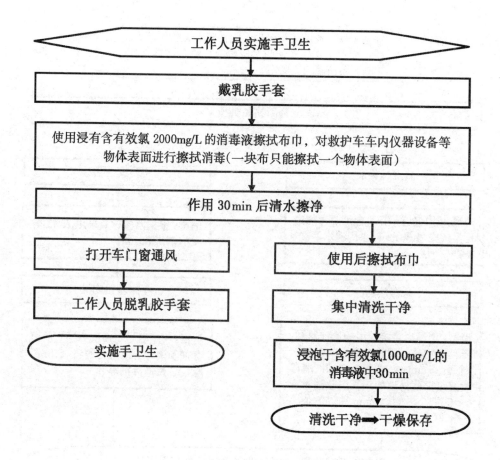

二十三、喉镜清洁消毒流程

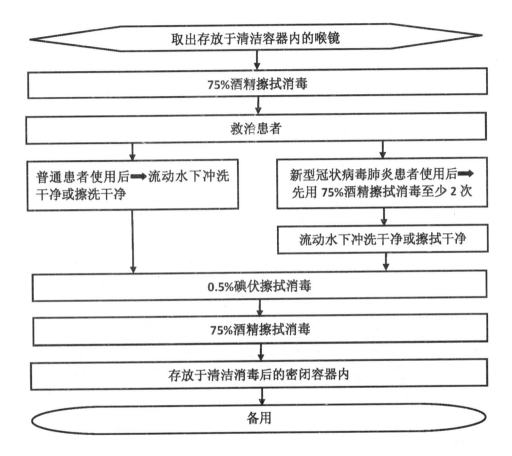

二十四、重复使用擦拭布巾清洗消毒流程

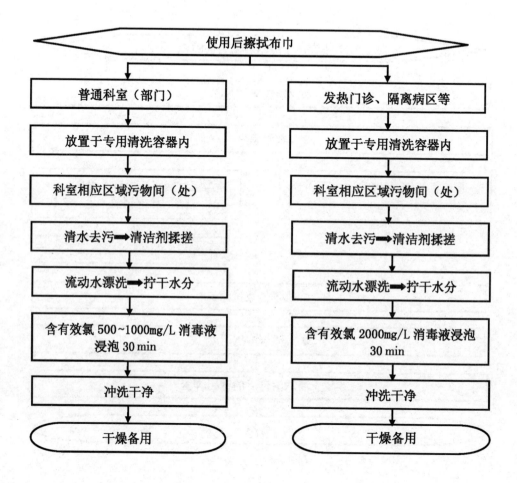

二十五、重复使用地巾或拖布清洗消毒流程

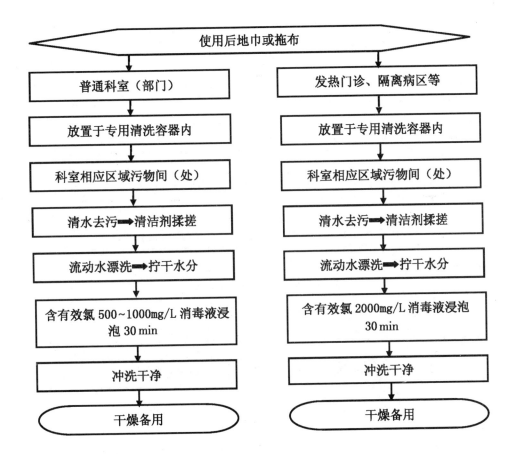

二十六、特殊传染病患者床单元终末清洁消毒流程

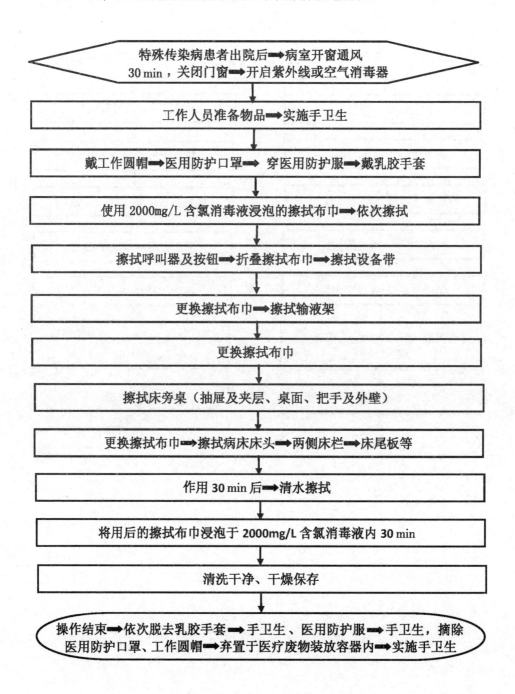

二十七、消毒供应室重复使用诊疗器械、器具和物品手工清洗消毒流程

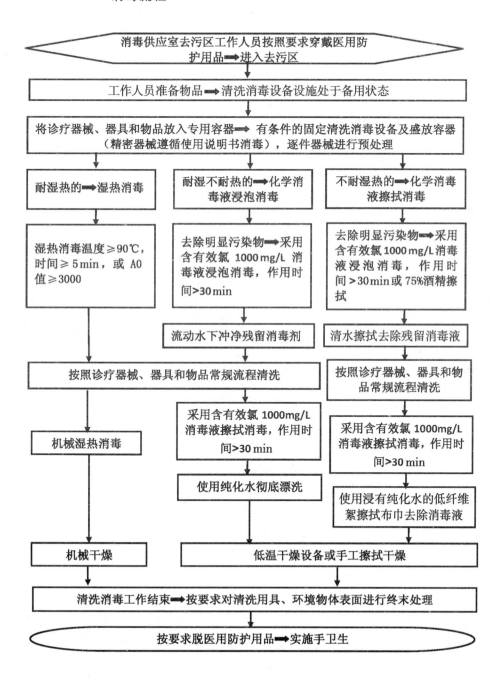

二十八、消毒供应室去污区清洗用具清洗消毒流程

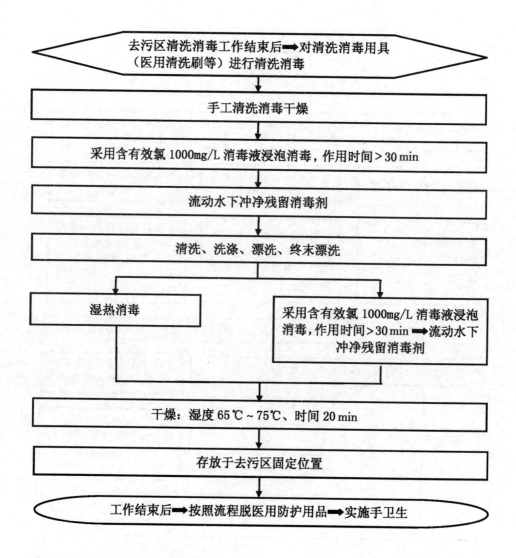

二十九、消毒供应室回收车辆、盛放容器清洗消毒流程

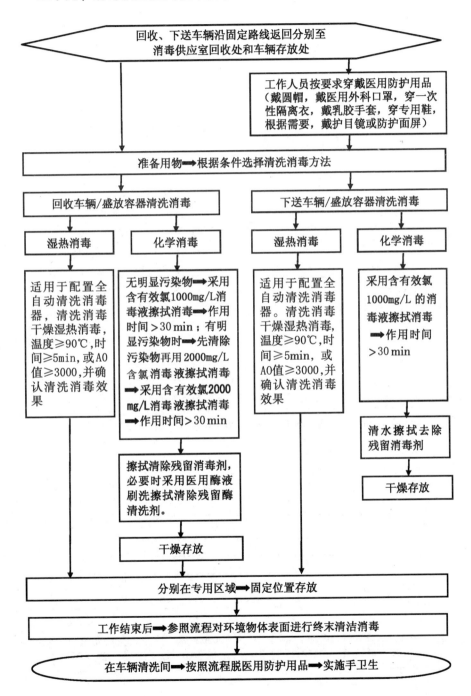

三十、消毒剂配置方法及流程

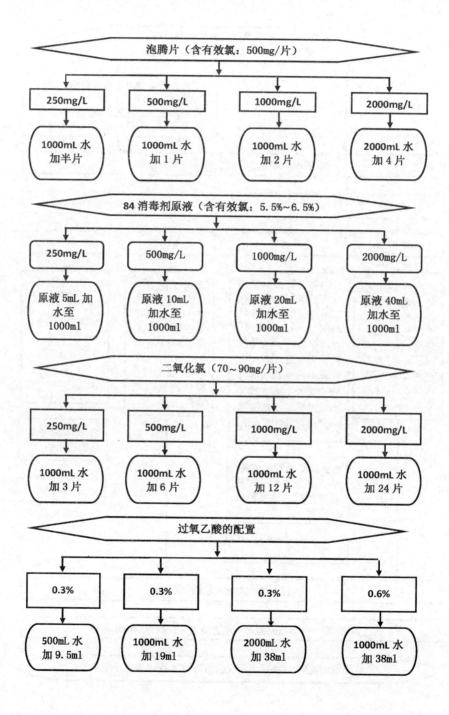

三十一、临床科室（使用后）重复使用诊疗器械、器具和物品回收流程

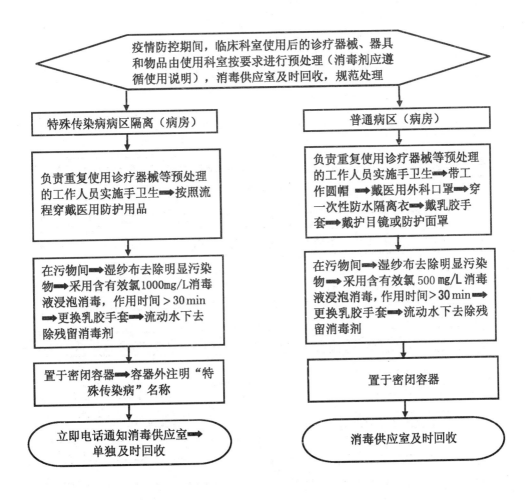

三十二、特殊传染患者使用后诊疗器械、器具和物品回收流程

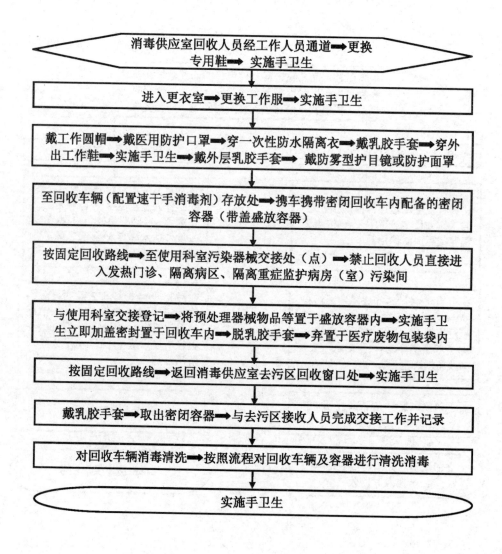

消毒供应室回收人员经工作人员通道➡更换专用鞋➡ 实施手卫生

进入更衣室➡更换工作服➡实施手卫生

戴工作圆帽➡戴医用防护口罩➡穿一次性防水隔离衣➡戴乳胶手套➡穿外出工作鞋➡实施手卫生➡戴外层乳胶手套➡ 戴防雾型护目镜或防护面罩

至回收车辆（配置速干手消毒剂）存放处➡携车携带密闭回收车内配备的密闭容器（带盖盛放容器）

按固定回收路线➡至使用科室污染器械交接处（点）➡禁止回收人员直接进入发热门诊、隔离病区、隔离重症监护病房（室）污染间

与使用科室交接登记➡将预处理器械物品等置于盛放容器内➡实施手卫生立即加盖密封置于回收车内➡脱乳胶手套➡弃置于医疗废物包装袋内

按固定回收路线➡返回消毒供应室去污区回收窗口处➡实施手卫生

戴乳胶手套➡取出密闭容器➡与去污区接收人员完成交接工作并记录

对回收车辆消毒清洗➡按照流程对回收车辆及容器进行清洗消毒

实施手卫生

三十三、消毒供应室去污区工作人员穿戴医用防护用品流程

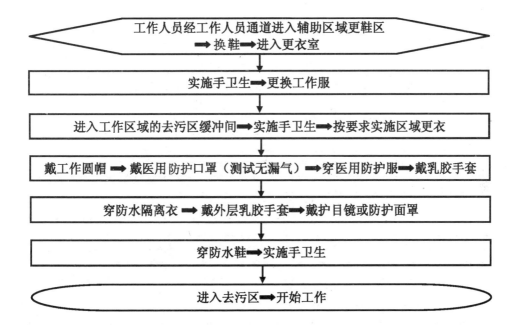

三十四、消毒供应室去污区工作人员脱医用防护用品流程

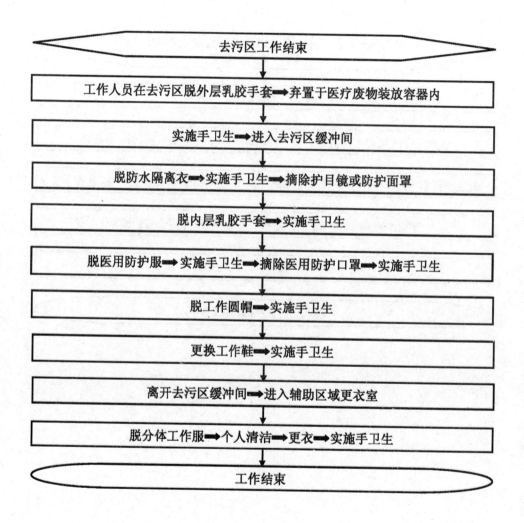

三十五、电梯清洁消毒流程

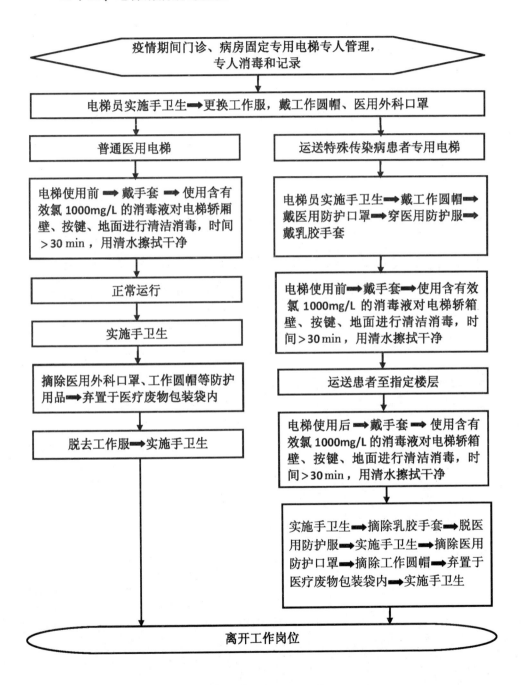

强调提示：

1. 如果在工作时发现防护用品破损，应立即离开隔离病区，按防护用品穿脱流程重新更换防护用品。

2. 如工作人员发生锐器伤（立即采取保护措施，清创、对创面进行严格消毒处理，并进行上报，按流程处理）。

3. 隔离病区产生的所有生活垃圾均按医疗废物处理。

4. 医疗废物打包要注明时间、重量、产生科室、类别。

5. 严格执行交接班制度、护理文书书写制度、消毒隔离制度等。

6. 保持病室通风。

7. 体温计、血压计等重复使用物品做好消毒（一用一消毒）。

8. 疑似或确诊新冠肺炎患者应尽可能使用一次性诊疗器械、器具和物品，如确需使用可重复使用的器械、器具和物品时应严格按照流程进行。

9. 消毒预处理后的器械物品、医疗垃圾用双层防渗漏收集袋分层封扎，包外标注"新冠肺炎"标识。

第六节 新冠肺炎疫情防控期间预检分诊工作流程

一、工作流程

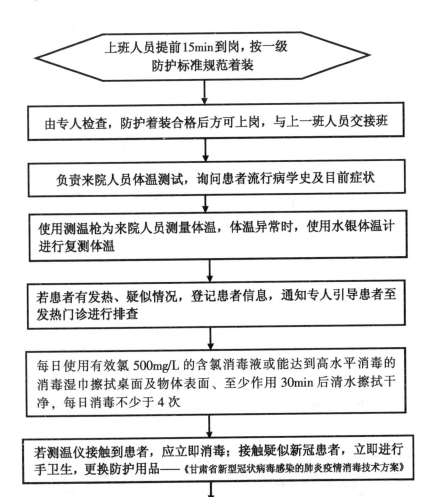

上班人员提前15min到岗，按一级防护标准规范着装

由专人检查，防护着装合格后方可上岗，与上一班人员交接班

负责来院人员体温测试，询问患者流行病学史及目前症状

使用测温枪为来院人员测量体温，体温异常时，使用水银体温计进行复测体温

若患者有发热、疑似情况，登记患者信息，通知专人引导患者至发热门诊进行排查

每日使用有效氯500mg/L的含氯消毒液或能达到高水平消毒的消毒湿巾擦拭桌面及物体表面、至少作用30min后清水擦拭干净，每日消毒不少于4次

若测温仪接触到患者，应立即消毒；接触疑似新冠患者，立即进行手卫生，更换防护用品——《甘肃省新型冠状病毒感染的肺炎疫情消毒技术方案》

待接班人员规范着装，到岗交接班后，至一脱间脱手套、手卫生、摘下护目镜、手卫生、脱防护服或隔离衣、手卫生，至二脱间脱去口罩、帽子，手卫生，进入更衣室

二、筛查流程

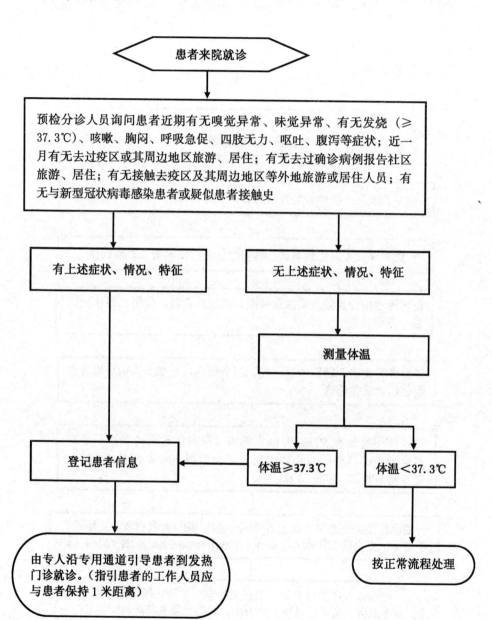

第七节　新冠肺炎疫情防控期间患者转运流程

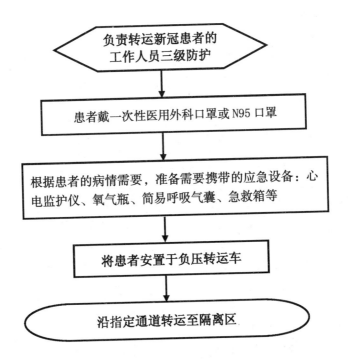

负责转运新冠患者的
工作人员三级防护

患者戴一次性医用外科口罩或 N95 口罩

根据患者的病情需要，准备需要携带的应急设备：心
电监护仪、氧气瓶、简易呼吸气囊、急救箱等

将患者安置于负压转运车

沿指定通道转运至隔离区

第八节　新冠肺炎疫情防控期间门、急诊防控流程

一、急诊检诊、预检分诊流程

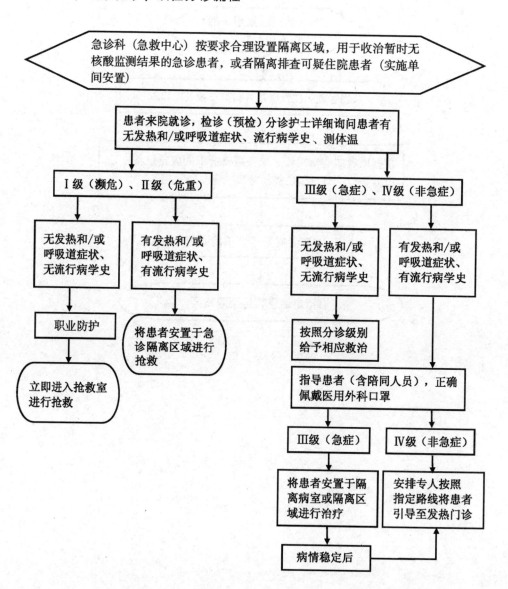

二、急诊院前急救感染防控流程

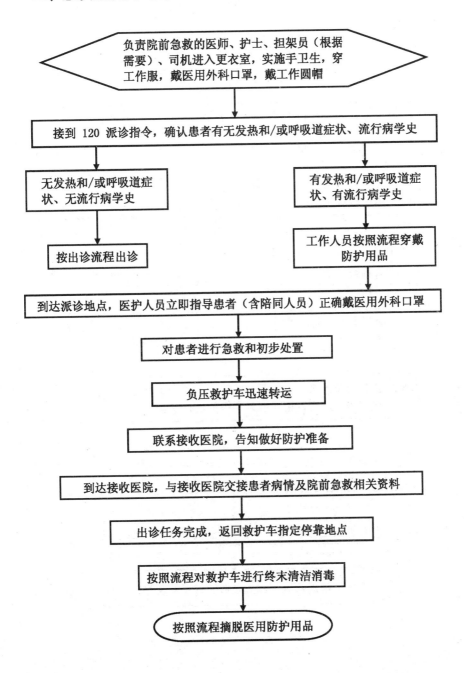

负责院前急救的医师、护士、担架员（根据需要）、司机进入更衣室，实施手卫生，穿工作服，戴医用外科口罩，戴工作圆帽

接到 120 派诊指令，确认患者有无发热和/或呼吸道症状、流行病学史

无发热和/或呼吸道症状、无流行病学史

有发热和/或呼吸道症状、有流行病学史

按出诊流程出诊

工作人员按照流程穿戴防护用品

到达派诊地点，医护人员立即指导患者（含陪同人员）正确戴医用外科口罩

对患者进行急救和初步处置

负压救护车迅速转运

联系接收医院，告知做好防护准备

到达接收医院，与接收医院交接患者病情及院前急救相关资料

出诊任务完成，返回救护车指定停靠地点

按照流程对救护车进行终末清洁消毒

按照流程摘脱医用防护用品

三、急诊抢救室感染防控流程

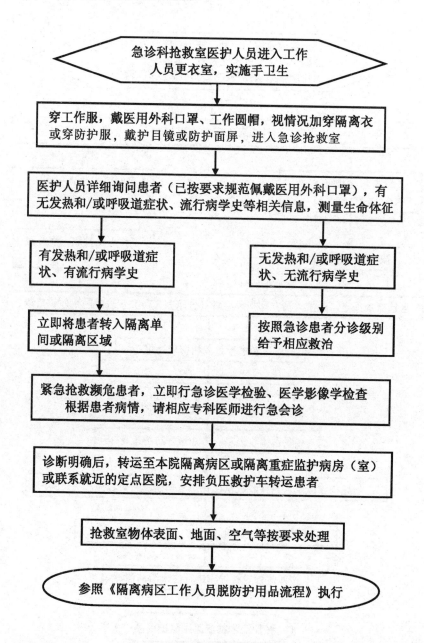

四、急诊科处置室感染防控流程

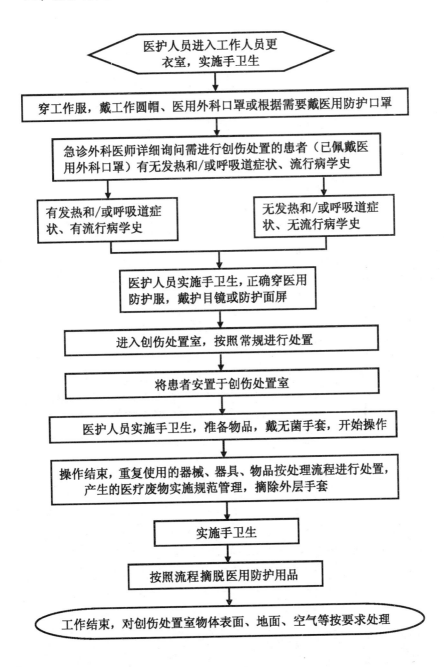

五、门诊分诊感染防控流程

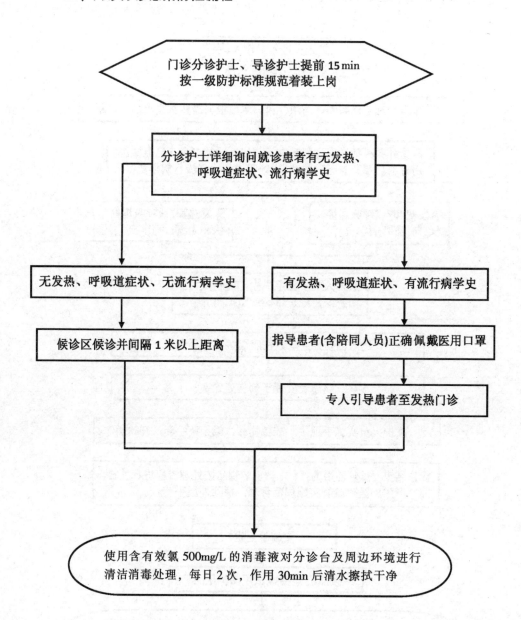

六、门诊分诊护士、导医导诊人员感染防控流程

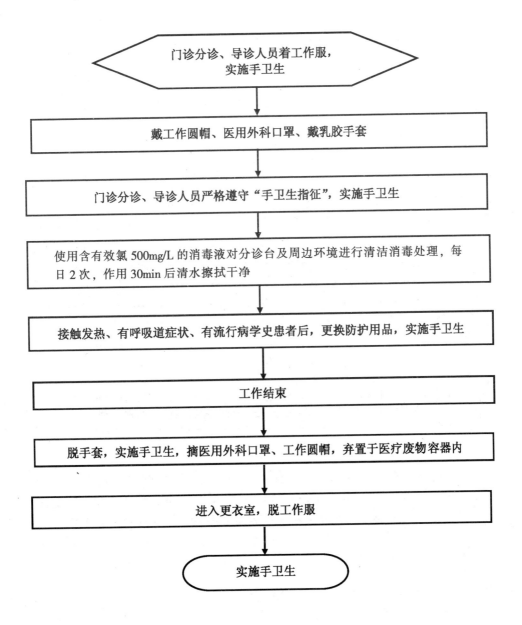

门诊分诊、导诊人员着工作服，实施手卫生

戴工作圆帽、医用外科口罩、戴乳胶手套

门诊分诊、导诊人员严格遵守"手卫生指征"，实施手卫生

使用含有效氯 500mg/L 的消毒液对分诊台及周边环境进行清洁消毒处理，每日 2 次，作用 30min 后清水擦拭干净

接触发热、有呼吸道症状、有流行病学史患者后，更换防护用品，实施手卫生

工作结束

脱手套，实施手卫生，摘医用外科口罩、工作圆帽，弃置于医疗废物容器内

进入更衣室，脱工作服

实施手卫生

七、门诊候诊患者感染防控流程

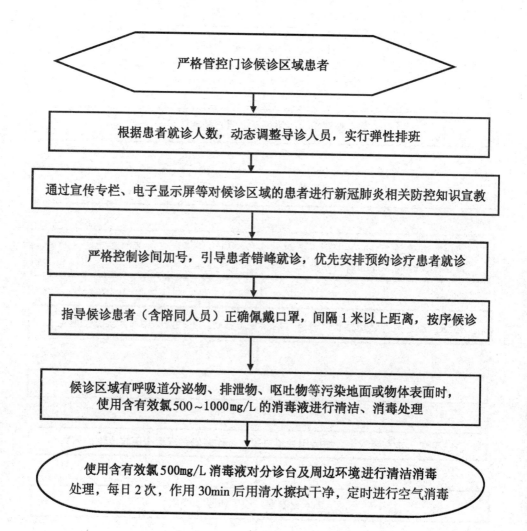

严格管控门诊候诊区域患者

根据患者就诊人数，动态调整导诊人员，实行弹性排班

通过宣传专栏、电子显示屏等对候诊区域的患者进行新冠肺炎相关防控知识宣教

严格控制诊间加号，引导患者错峰就诊，优先安排预约诊疗患者就诊

指导候诊患者（含陪同人员）正确佩戴口罩，间隔1米以上距离，按序候诊

候诊区域有呼吸道分泌物、排泄物、呕吐物等污染地面或物体表面时，使用含有效氯500~1000mg/L的消毒液进行清洁、消毒处理

使用含有效氯500mg/L消毒液对分诊台及周边环境进行清洁消毒处理，每日2次，作用30min后用清水擦拭干净，定时进行空气消毒

八、门诊诊室感染防控流程

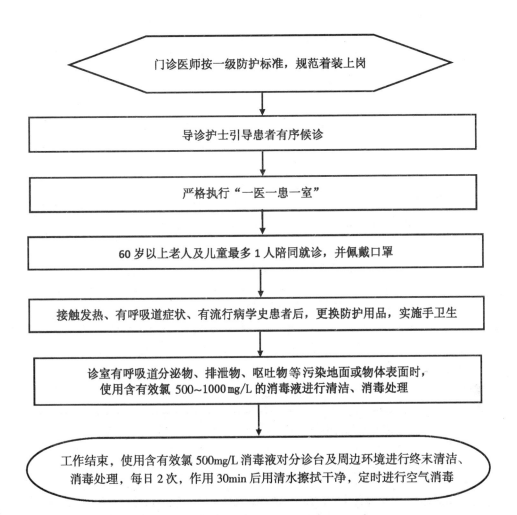

门诊医师按一级防护标准，规范着装上岗

导诊护士引导患者有序候诊

严格执行"一医一患一室"

60 岁以上老人及儿童最多 1 人陪同就诊，并佩戴口罩

接触发热、有呼吸道症状、有流行病学史患者后，更换防护用品，实施手卫生

诊室有呼吸道分泌物、排泄物、呕吐物等污染地面或物体表面时，使用含有效氯 500~1000 mg/L 的消毒液进行清洁、消毒处理

工作结束，使用含有效氯 500mg/L 消毒液对分诊台及周边环境进行终末清洁、消毒处理，每日 2 次，作用 30min 后用清水擦拭干净，定时进行空气消毒

九、儿科门诊感染防控流程

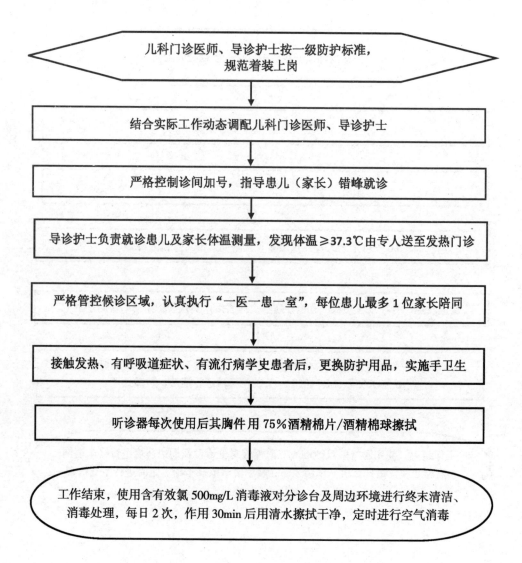

儿科门诊医师、导诊护士按一级防护标准，规范着装上岗

结合实际工作动态调配儿科门诊医师、导诊护士

严格控制诊间加号，指导患儿（家长）错峰就诊

导诊护士负责就诊患儿及家长体温测量，发现体温≥37.3℃由专人送至发热门诊

严格管控候诊区域，认真执行"一医一患一室"，每位患儿最多1位家长陪同

接触发热、有呼吸道症状、有流行病学史患者后，更换防护用品，实施手卫生

听诊器每次使用后其胸件用75%酒精棉片/酒精棉球擦拭

工作结束，使用含有效氯500mg/L消毒液对分诊台及周边环境进行终末清洁、消毒处理，每日2次，作用30min后用清水擦拭干净，定时进行空气消毒

十、口腔科门诊医务人员感染防控流程

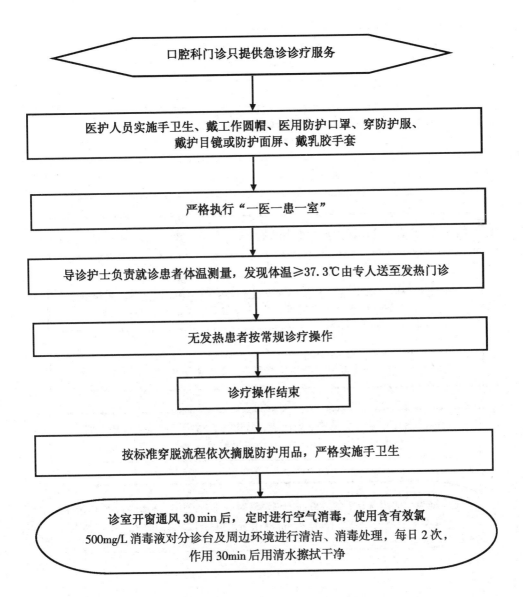

口腔科门诊只提供急诊诊疗服务

医护人员实施手卫生、戴工作圆帽、医用防护口罩、穿防护服、
戴护目镜或防护面屏、戴乳胶手套

严格执行"一医一患一室"

导诊护士负责就诊患者体温测量，发现体温≥37.3℃由专人送至发热门诊

无发热患者按常规诊疗操作

诊疗操作结束

按标准穿脱流程依次摘脱防护用品，严格实施手卫生

诊室开窗通风 30 min 后，定时进行空气消毒，使用含有效氯
500mg/L 消毒液对分诊台及周边环境进行清洁、消毒处理，每日 2 次，
作用 30min 后用清水擦拭干净

十一、产科门诊感染防控流程

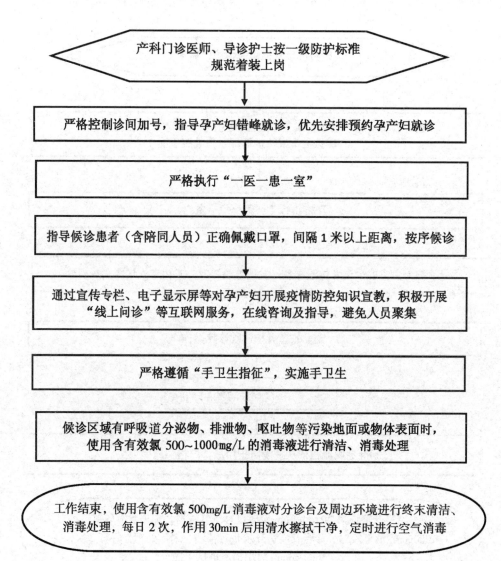

产科门诊医师、导诊护士按一级防护标准
规范着装上岗

严格控制诊间加号，指导孕产妇错峰就诊，优先安排预约孕产妇就诊

严格执行"一医一患一室"

指导候诊患者（含陪同人员）正确佩戴口罩，间隔1米以上距离，按序候诊

通过宣传专栏、电子显示屏等对孕产妇开展疫情防控知识宣教，积极开展
"线上问诊"等互联网服务，在线咨询及指导，避免人员聚集

严格遵循"手卫生指征"，实施手卫生

候诊区域有呼吸道分泌物、排泄物、呕吐物等污染地面或物体表面时，
使用含有效氯500~1000mg/L的消毒液进行清洁、消毒处理

工作结束，使用含有效氯500mg/L消毒液对分诊台及周边环境进行终末清洁、
消毒处理，每日2次，作用30min后用清水擦拭干净，定时进行空气消毒

十二、发热门诊药品调剂流程

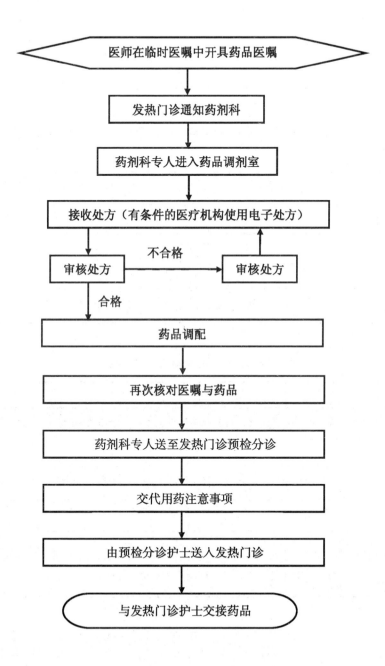

十三、呼吸内科门诊感染防控流程

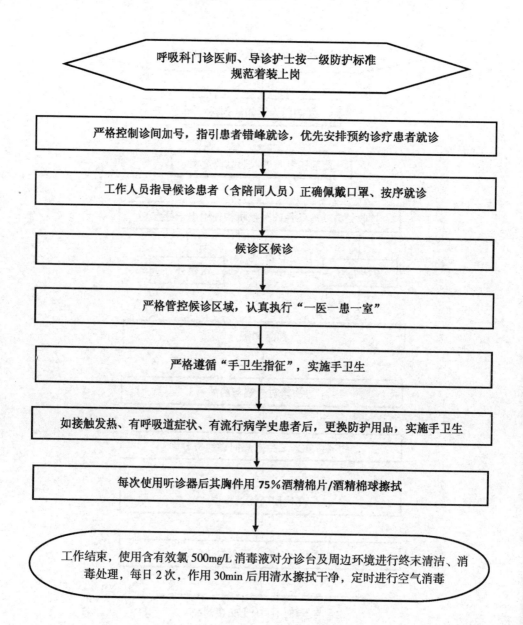

呼吸科门诊医师、导诊护士按一级防护标准
规范着装上岗

严格控制诊间加号，指引患者错峰就诊，优先安排预约诊疗患者就诊

工作人员指导候诊患者（含陪同人员）正确佩戴口罩、按序就诊

候诊区候诊

严格管控候诊区域，认真执行"一医一患一室"

严格遵循"手卫生指征"，实施手卫生

如接触发热、有呼吸道症状、有流行病学史患者后，更换防护用品，实施手卫生

每次使用听诊器后其胸件用 75％酒精棉片/酒精棉球擦拭

工作结束，使用含有效氯 500mg/L 消毒液对分诊台及周边环境进行终末清洁、消毒处理，每日 2 次，作用 30min 后用清水擦拭干净，定时进行空气消毒

第九节 新冠肺炎疫情防控期间手术室防控流程

一、医护人员穿戴医用防护用品流程

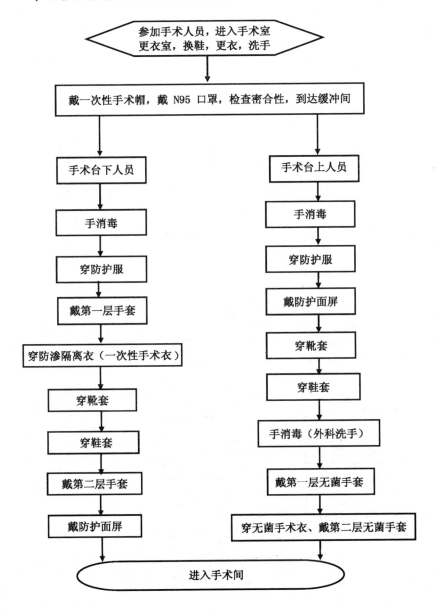

二、医护人员脱医用防护用品流程

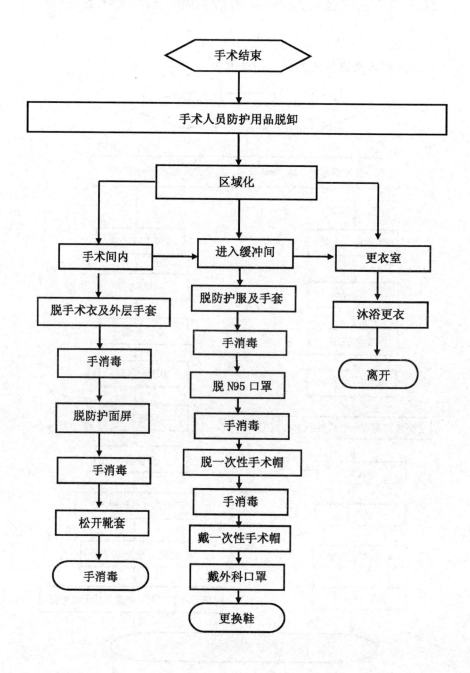

三、术前准备防控流程

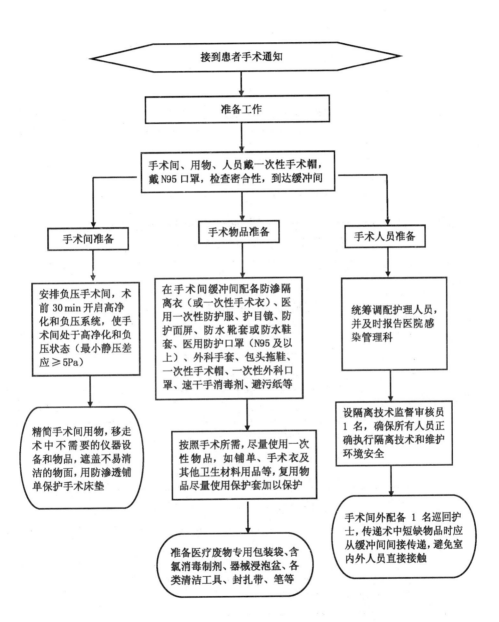

接到患者手术通知

准备工作

手术间、用物、人员戴一次性手术帽，戴 N95 口罩，检查密合性，到达缓冲间

手术间准备

手术物品准备

手术人员准备

安排负压手术间，术前 30 min 开启高净化和负压系统，使手术间处于高净化和负压状态（最小静压差应≥5Pa）

在手术间缓冲间配备防渗隔离衣（或一次性手术衣）、医用一次性防护服、护目镜、防护面屏、防水靴套或防水鞋套、医用防护口罩（N95 及以上）、外科手套、包头拖鞋、一次性手术帽、一次性外科口罩、速干手消毒剂、避污纸等

统筹调配护理人员，并及时报告医院感染管理科

精简手术间用物，移走术中不需要的仪器设备和物品，遮盖不易清洁的物面，用防渗透铺单保护手术床垫

按照手术所需，尽量使用一次性物品，如铺单、手术衣及其他卫生材料用品等，复用物品尽量使用保护套加以保护

设隔离技术监督审核员 1 名，确保所有人员正确执行隔离技术和维护环境安全

准备医疗废物专用包装袋、含氯消毒制剂、器械浸泡盆、各类清洁工具、封扎带、笔等

手术间外配备 1 名巡回护士，传递术中短缺物品时应从缓冲间间接传递，避免室内外人员直接接触

四、手术离体组织（标本）送检流程

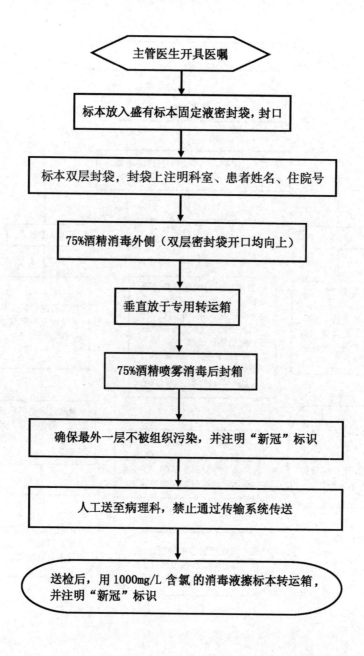

五、负压/感染手术间终末处理流程

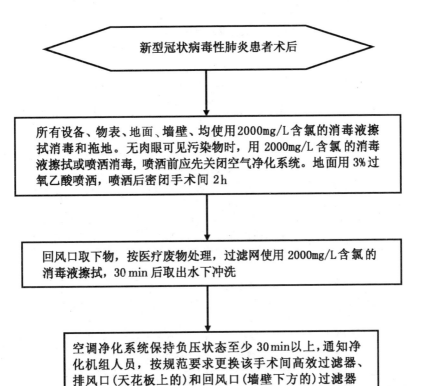

六、手术室重复使用手术器械、器具和物品预处理流程

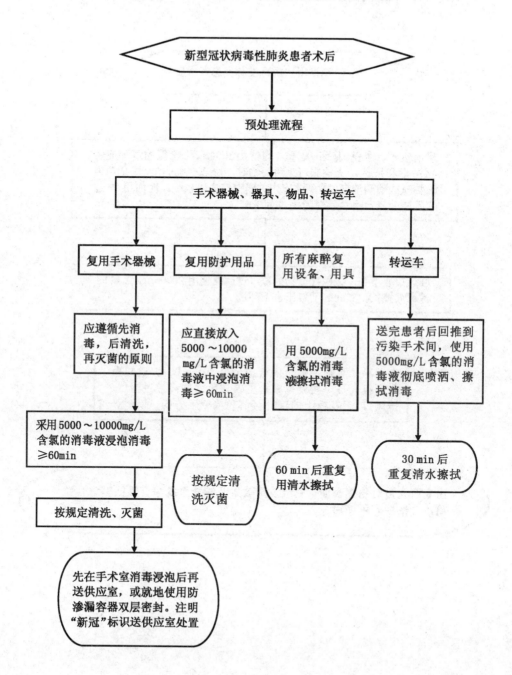

七、手术室重复使用手术器械、器具和物品回收流程

消毒供应中心接到回收电话通知

↓

回收人员着装：需佩戴一次性工作帽、一次性外科口罩或医用防护口罩、戴双层乳胶手套、防护衣、护目镜或防护面罩、工作鞋

↓

回收工具：专用密闭容器或专用回收车，有明显的"新冠"标识，随车携带快速手消毒剂和一次性乳胶手套

↓

线路准备：指定路线（按照医院感染防控要求设定）
　　　　　　指定地点（综合医院-发热门诊、隔离病区、产科、手术室）
　　　　　　　　　　　（定点医院-感染防控路线）
　　　　　　　　　　　（区域化消毒供应中心：提前预设、固定路线）
　　　　单独回收

↓

物品交接：在隔离区外交接；回收人员手持密闭容器外壁，打开盖子；使用科室人员将封扎好的标有"新冠"标识的器械收集袋放入专用的回收容器内；回收人员立即关闭容器后更换外层手套

↓

返回去污区：按规定路线返回；到达去污区，采用1000mg/L含氯消毒液对回收容器和防渗漏收集袋外表面进行喷雾消毒处理；取出标有"新冠"标识的器械收集袋交与处置专区工作人员

↓

回收工具消毒备用：专用回收密闭容器及回收车可使用大型清洗消毒器清洗消毒，湿热消毒温度应达90℃，时间5min，或Ao值≥3000；也可采用1000mg/L含氯消毒液擦拭消毒，作用30min，再用流动水冲洗或清水擦拭去除残留消毒剂；干燥，固定地点存放

↓

正确脱防护用品

八、急诊手术流程

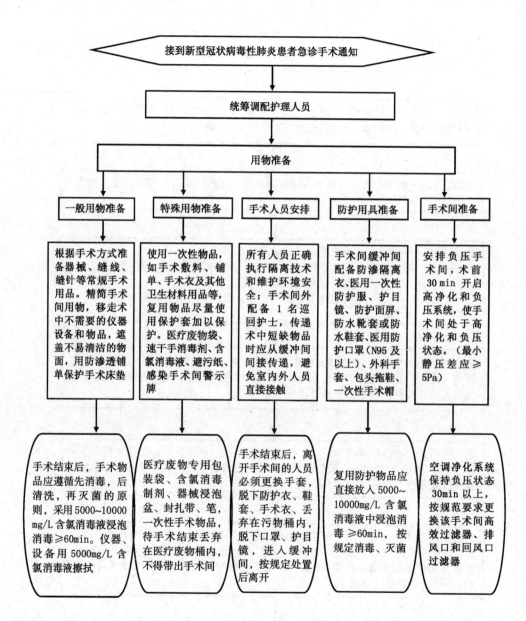

第十节 新冠肺炎疫情防控期间感染性废物处理流程

一、医疗废物规范化处置流程

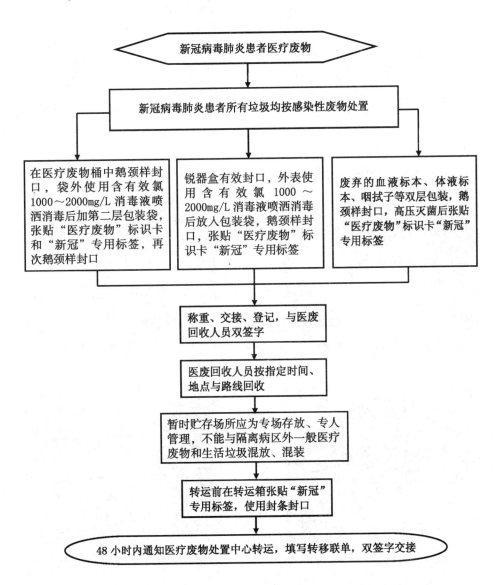

二、医疗废物处置封口图解

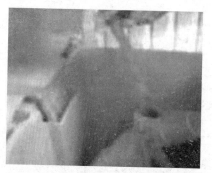

步骤一：内容物 3/4 满时，封扎扭转袋口

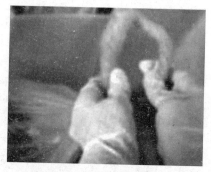

步骤二：牢固扭转后对折

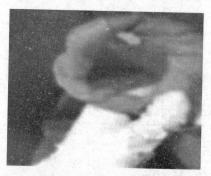

步骤三：紧握已扭转部位

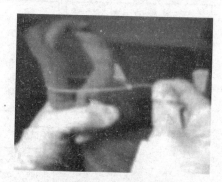

步骤四：封扎带套在医疗
废物袋反折下拉处

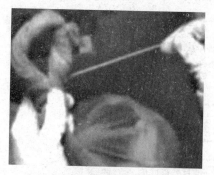

步骤五：封扎带拉紧形成有效密封

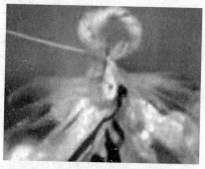

步骤六：封扎后的医疗废物袋"鹅颈结"

三、污染物规范化处置流程

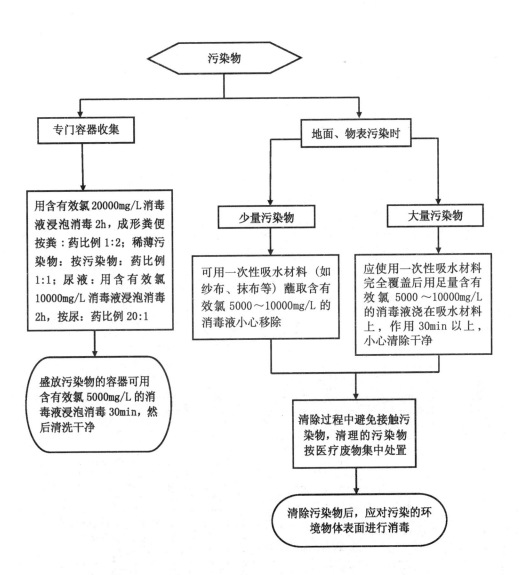

第十一节 新冠肺炎疫情防控期间采集标本感染防控流程

一、采集血液标本感染防控流程

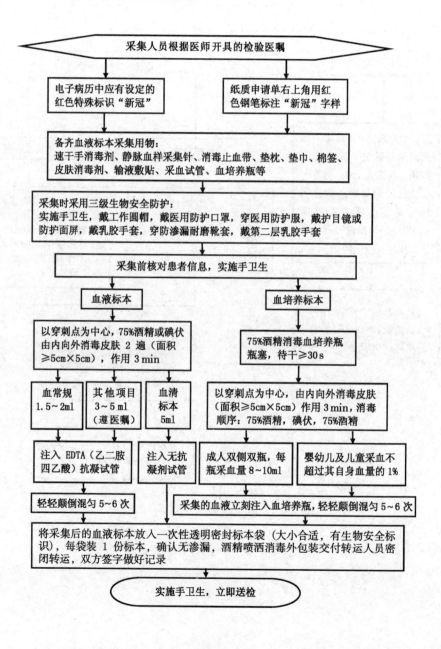

二、采集上呼吸道标本感染防控流程

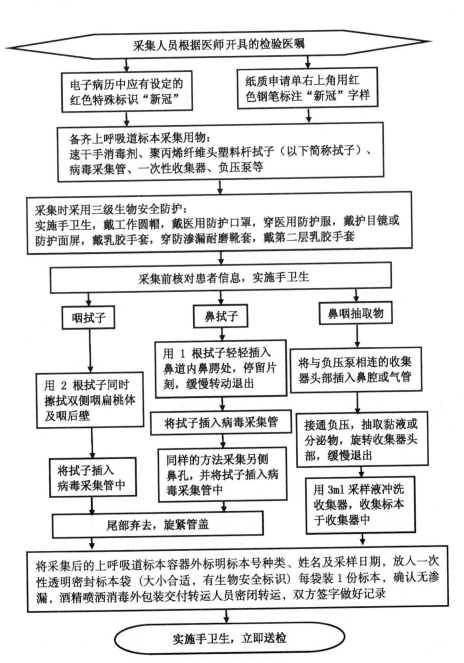

采集人员根据医师开具的检验医嘱

电子病历中应有设定的红色特殊标识"新冠"　　　纸质申请单右上角用红色钢笔标注"新冠"字样

备齐上呼吸道标本采集用物：
速干手消毒剂、聚丙烯纤维头塑料杆拭子（以下简称拭子）、病毒采集管、一次性收集器、负压泵等

采集时采用三级生物安全防护：
实施手卫生，戴工作圆帽，戴医用防护口罩，穿医用防护服，戴护目镜或防护面屏，戴乳胶手套，穿防渗漏耐磨靴套，戴第二层乳胶手套

采集前核对患者信息，实施手卫生

咽拭子　　　**鼻拭子**　　　**鼻咽抽取物**

用 2 根拭子同时擦拭双侧咽扁桃体及咽后壁

用 1 根拭子轻轻插入鼻道内鼻腭处，停留片刻，缓慢转动退出

将与负压泵相连的收集器头部插入鼻腔或气管

将拭子插入病毒采集管

同样的方法采集另侧鼻孔，并将拭子插入病毒采集管中

接通负压，抽取黏液或分泌物，旋转收集器头部，缓慢退出

将拭子插入病毒采集管中

尾部弃去，旋紧管盖

用 3ml 采样液冲洗收集器，收集标本于收集器中

将采集后的上呼吸道标本容器外标明标本号种类、姓名及采样日期，放入一次性透明密封标本袋（大小合适，有生物安全标识）每袋装 1 份标本，确认无渗漏，酒精喷洒消毒外包装交付转运人员密闭转运，双方签字做好记录

实施手卫生，立即送检

三、采集下呼吸道标本感染防控流程

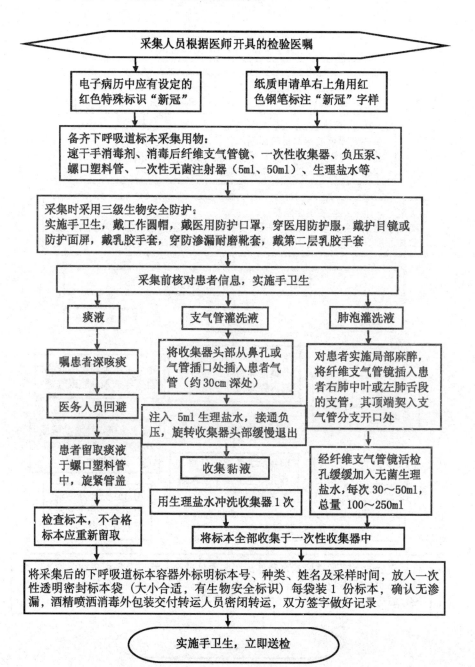

四、采集眼结膜拭子标本感染防控流程

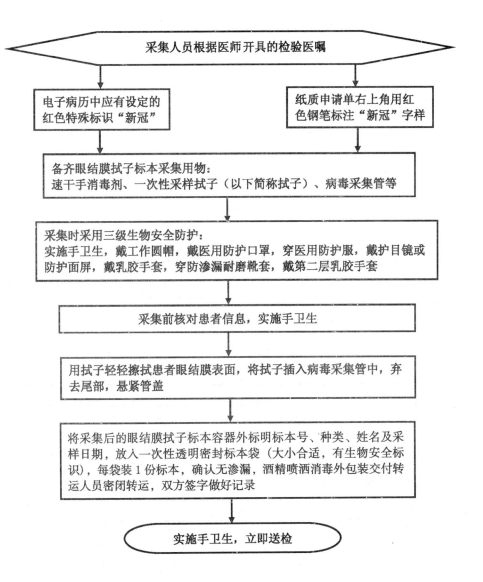

五、检验标本院内转运防控流程

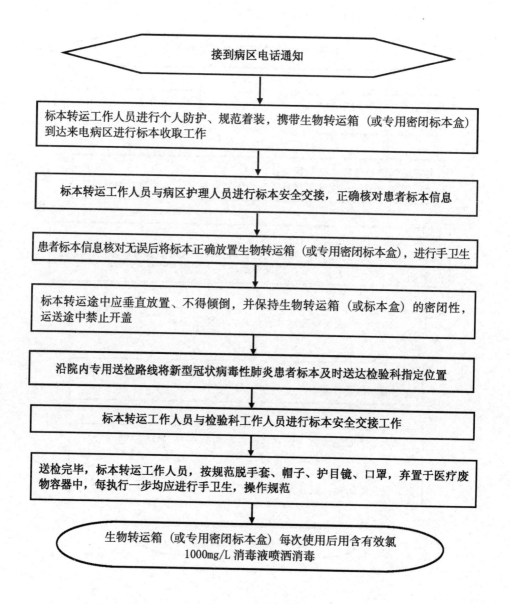

接到病区电话通知

标本转运工作人员进行个人防护、规范着装，携带生物转运箱（或专用密闭标本盒）到达来电病区进行标本收取工作

标本转运工作人员与病区护理人员进行标本安全交接，正确核对患者标本信息

患者标本信息核对无误后将标本正确放置生物转运箱（或专用密闭标本盒），进行手卫生

标本转运途中应垂直放置、不得倾倒，并保持生物转运箱（或标本盒）的密闭性，运送途中禁止开盖

沿院内专用送检路线将新型冠状病毒性肺炎患者标本及时送达检验科指定位置

标本转运工作人员与检验科工作人员进行标本安全交接工作

送检完毕，标本转运工作人员，按规范脱手套、帽子、护目镜、口罩，弃置于医疗废物容器中，每执行一步均应进行手卫生，操作规范

生物转运箱（或专用密闭标本盒）每次使用后用含有效氯1000mg/L消毒液喷洒消毒

第十二节 新冠肺炎疫情防控期间病区管理流程

一、发热门诊（隔离病房）送餐流程

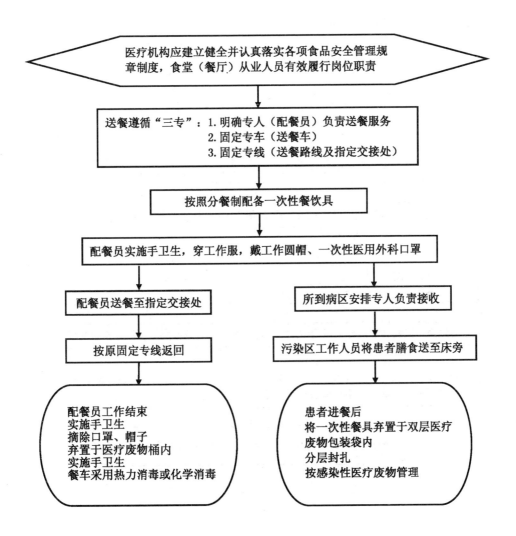

二、院内检查陪检防控流程

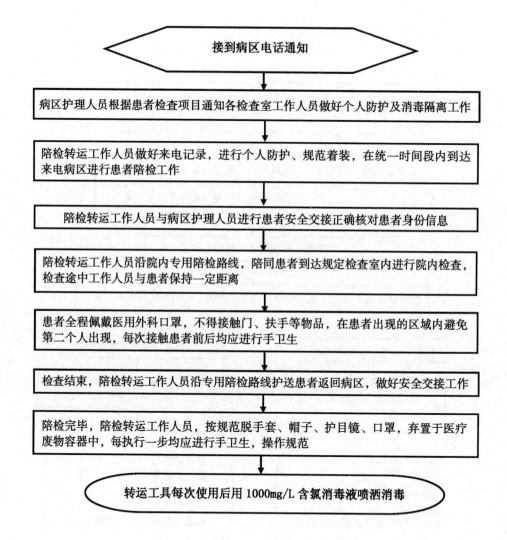

接到病区电话通知

病区护理人员根据患者检查项目通知各检查室工作人员做好个人防护及消毒隔离工作

陪检转运工作人员做好来电记录，进行个人防护、规范着装，在统一时间段内到达来电病区进行患者陪检工作

陪检转运工作人员与病区护理人员进行患者安全交接正确核对患者身份信息

陪检转运工作人员沿院内专用陪检路线，陪同患者到达规定检查室内进行院内检查，检查途中工作人员与患者保持一定距离

患者全程佩戴医用外科口罩，不得接触门、扶手等物品，在患者出现的区域内避免第二个人出现，每次接触患者前后均应进行手卫生

检查结束，陪检转运工作人员沿专用陪检路线护送患者返回病区，做好安全交接工作

陪检完毕，陪检转运工作人员，按规范脱手套、帽子、护目镜、口罩，弃置于医疗废物容器中，每执行一步均应进行手卫生，操作规范

转运工具每次使用后用1000mg/L含氯消毒液喷洒消毒

三、疑似新型冠状病毒性肺炎患者解除隔离后出院流程

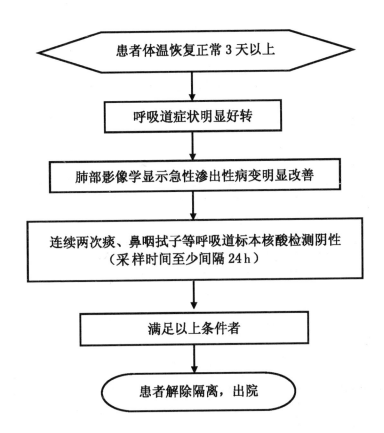

四、出院后随访流程

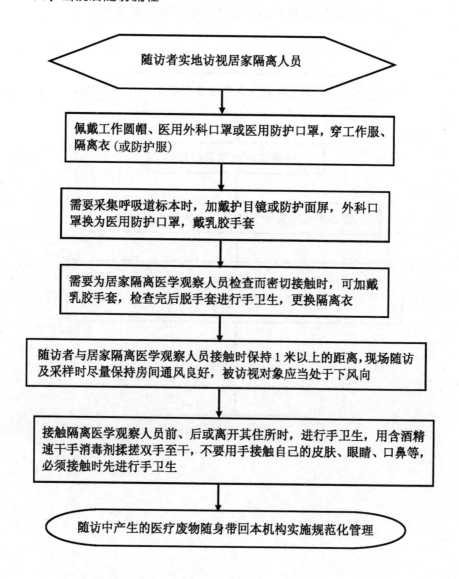

注:1.电话或微信视频访视时,无须个人防护。
   2.居家隔离医学观察随访者至少须随身携带:健康教育宣传单(主要是咳嗽礼仪
   与手卫生)、速干手消毒剂、护目镜或防护面屏、乳胶手套、医用外科口罩、医用
   防护口罩、一次性隔离衣、医疗废物包装袋。
   3.建议出院后第2周和第4周到医院随访、复诊。

五、营养支持流程

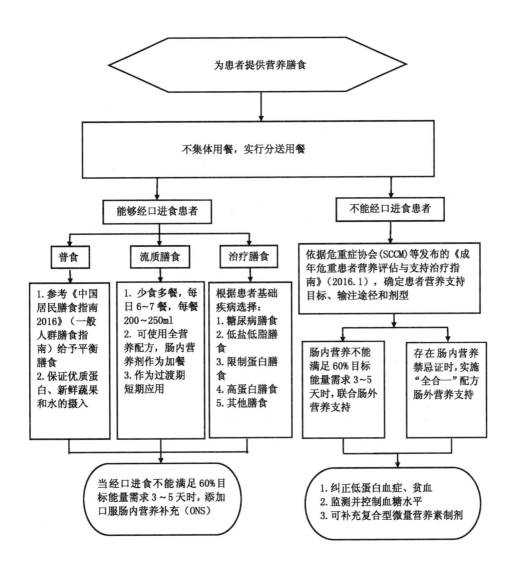

六、院内上报流程

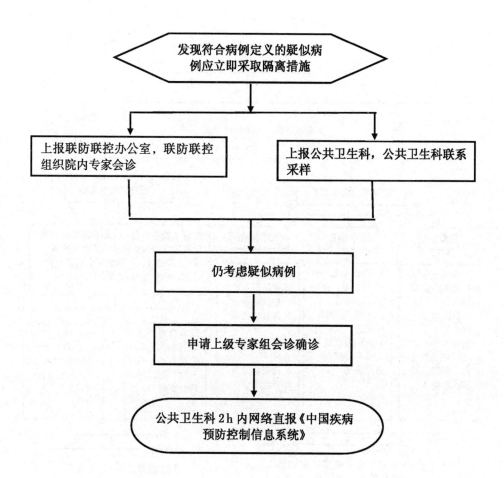

第十三节 新冠肺炎疫情防控期间
居家隔离医学观察防控流程

一、居家隔离医学观察随访者感染防控流程

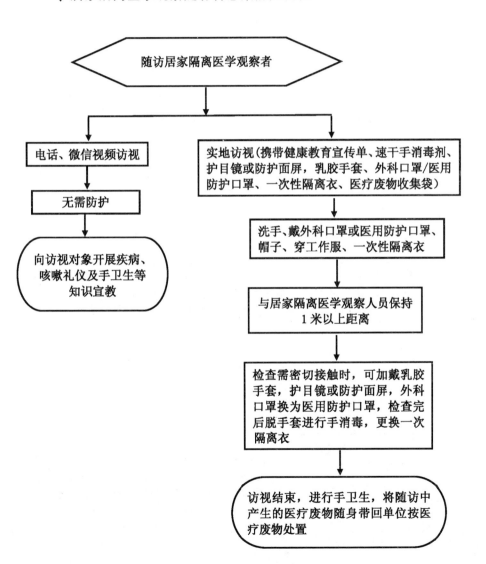

二、居家隔离医学观察人员感染防控流程

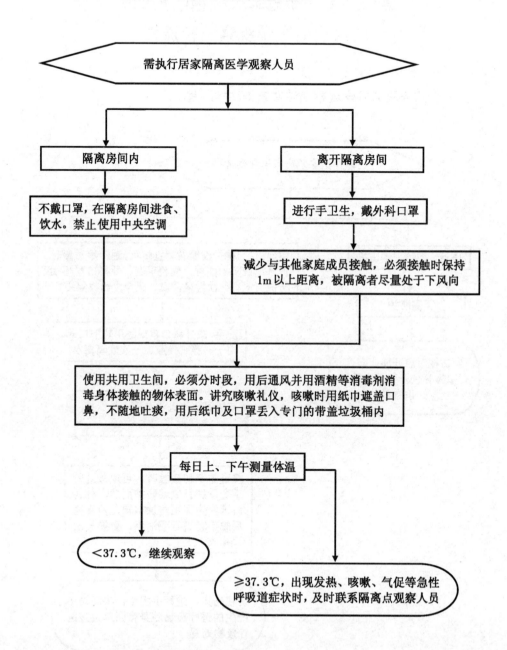

三、居家隔离医学观察人员的家庭成员或室友感染防控流程

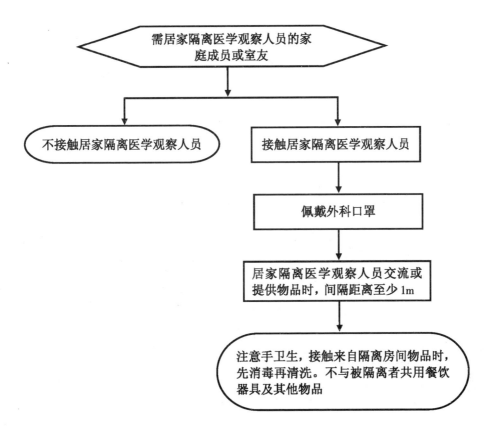

第十四节　新型冠状病毒性肺炎患者病案管理流程

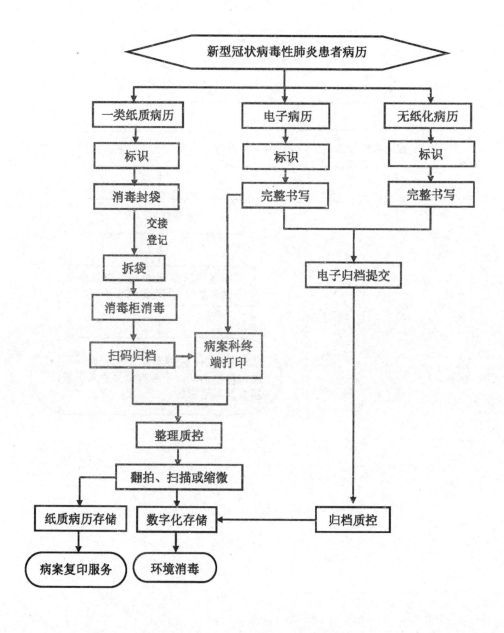

第十五节　新型冠状病毒性肺炎患者遗体处理流程

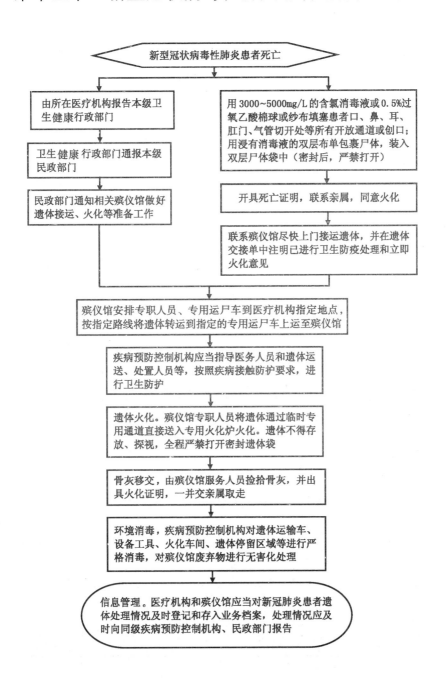

第七章　新型冠状病毒肺炎防控部分护理质量评价标准

　　本章节共包括工作区域、工作人员、操作技术三部分，其中部分操作技术对操作者有特殊要求，具体操作跟常规护理操作完全一致，将不在此赘述。

第一节　特殊区域工作人员防护操作标准评价表

一、预检分诊

表 7-1　预检分诊人员标准防护操作评价表

项目	操作标准	分值	扣分
仪表2分	着装规范、修剪指甲，符合操作要求	2	
环境评估1分	布局合理、整洁、安全，符合操作要求	1	
用物准备2分	医用外科口罩、一次性帽子、一次性隔离衣、洗手液、洗手设施（免洗手消毒凝胶）、一次性乳胶手套、医疗垃圾桶（少一件扣0.5分），检查所有用物符合标准	2	

续表

项目		操作标准	分值	扣分
穿戴流程40分	洗手	七步洗手法洗手,时间不得少于15s	2	
	戴口罩	取出口罩,双手将口罩带子一条系于颈后,一条系于头部,双手指尖放在鼻夹塑型并向两侧移动,使口罩完全覆盖住口鼻和下巴,调整系带松紧度。操作时双手不得接触口罩内侧面	6	
	戴帽子	取出帽子,由前向后戴好,遮住所有头发	6	
	戴护目镜	取出护目镜,检查固定带,一手固定护目镜于眼部,另一手将固定带拉向头部后方,调整固定带	6	
	穿隔离衣	1.取出隔离衣打开,一手持衣领,另一手伸入袖内穿上衣袖;同法穿另一侧	5	
		2.系领带:两手持衣领,由中央沿边缘向后将衣领带子打活结	5	
		3.系腰带:两手分别捏住隔离衣后腰部外侧面,向后轻拉,一面叠压在另一面上,腰带在背后打活结,腰背部应覆盖完全,操作时手不可触及隔离衣内侧面	5	
	戴手套	右手捏住手套反折部取出,调整手套(掌心相对)后分别插入左右手,将手套反折边套在隔离衣衣袖外面,十指交叉调整手套服帖,戴手套的手高不过肩低不过腰,戴手套时双手不得接触手套外面	5	
摘脱流程50分	洗手	七步洗手法洗手,时间不得少于15s	5	
	脱隔离衣	解衣领、解腰带、手消毒	7	
		脱手套,双手不能接触手套外面,手消毒	7	
		一手伸入另一侧袖口内,拉下衣袖过手,再用衣袖遮住的手在外边拉下另一衣袖,双臂逐渐退出,双手држ衣肩,将隔离衣两边对齐,清洁面向外对折翻卷,投入医疗废物桶内,手消毒	8	
	摘护目镜	闭眼,轻轻摘下护目镜,放入指定容器或医疗废物桶内,手消毒	8	
	摘帽子	闭眼,从前向后轻轻摘下帽子投入医疗废物桶内,手消毒	7	
	摘口罩	屏气,依次解开颈后、头部系带,双手摘下口罩,操作时双手不能触碰口罩外面,手消毒	8	
评价5分		操作熟练、规范	1	
		保持清洁区域和清洁物品不被污染	2	
		隔离观念强,用物处理妥当	2	

评价者签名:

二、发热门诊

表 7-2 发热门诊人员标准防护操作评价表

项目		操作标准	分值	扣分
仪表2分		着装规范、修剪指甲,符合要求	2	
环境评估1分		布局合理,整洁、安全,符合操作要求	1	
用物准备2分		医用防护口罩、一次性帽子、一次性防护服、洗手液、洗手设施、一次性乳胶手套、鞋套、医疗废物桶(少一件扣0.5分),检查所有用物符合标准	2	
穿戴流程40分	洗手	七步洗手法洗手,时间不得少于15s	2	
	戴口罩	取出口罩,双手将口罩带子一条系于颈后一条系于头部,双手指尖放在鼻夹塑型并向两侧移动,使口罩完全覆盖住口鼻和下巴,调整系带松紧度,操作时双手不得接触口罩内侧面	6	
	戴帽子	取出帽子,由前向后戴好,遮住所有头发	6	
	穿防护服	取出防护服检查完整性,打开拉链至合适位置,先穿下衣,再穿上衣,再将防护帽戴在头部,拉上拉链,密封拉链口	8	
	戴护目镜	取出护目镜,检查固定带,一手固定护目镜于眼部,另一手将固定带拉向头部后方,调整固定带至合适位置	6	
	穿鞋套	穿鞋套,手消毒	6	
	戴手套	右手捏住手套反折部取出,调整手套(掌心相对)后分别插入左右手,将手套反折边套在防护服衣袖外面,十指交叉调整手套服帖,戴手套的手高不过肩低不过腰,戴手套时双手不得接触手套外面	6	
摘脱流程50分	脱手套	脱手套,双手不能接触手套外面	5	
	戴手套	手消毒,戴手套	4	
	摘护目镜	闭眼,轻轻摘下护目镜,放入指定容器或医疗废物桶内,注意手勿触碰面部	8	
	脱防护服脱鞋套	揭开胶条,从上向下拉开防护服拉链	8	
		双手抓住头顶后部向上拉同时双手向后翻,双手抓住双肩后翻脱出双肩,双手从背后抓住帽子外表面向内旋转,边旋转边脱下,将污染面裹在内部,之后抓住防护服内面继续旋转,将防护服以及鞋套完全脱下;裹至袖子末端,连同手套一起脱下,轻柔将卷好的防护服投入医疗废物桶	10	
	摘帽子	闭眼,从前向后轻轻摘下帽子投入医疗废物桶内,手消毒	7	
	摘口罩	屏气,依次解开颈后、头部系带,双手摘下口罩,操作时双手不能触碰口罩外面,手消毒	8	
评价5分		操作熟练、规范	1	
		保持清洁区域和清洁物品不被污染	2	
		隔离观念强,用物处理妥当	2	

评价者签名:

三、高暴露病区

表 7–3　高暴露病区人员标准防护操作评价表

项目		操作标准	分值	扣分
仪表3分		着装整齐、长发盘好、修剪指甲、双手无饰物	3	
环境评估2分		布局合理、整洁、安全,符合操作要求	2	
用物准备2分		医用外科口罩、医用防护口罩、一次性帽子、一次性防护服、洗手液、洗手设施、免洗手消毒凝胶、一次性乳胶手套、鞋套、医疗废物桶(少一件扣0.5分),检查所有用物符合标准	2	
穿戴流程35分	清洁区　洗手	七步洗手法洗手,时间不得少于15s	3	
	更换衣鞋袜	更换洗手衣(有条件时)、更换工作鞋袜	2	
	戴口罩	取出口罩,双手将口罩带子一条系于颈后,一条系于头部,双手指尖放在鼻夹塑型并向两侧移动,使口罩完全覆盖住口鼻和下巴,调整系带松紧度,操作时双手不得接触口罩内侧面	3	
	戴帽子	取出帽子,由前向后戴好,遮住所有头发	2	
	穿防护服	取出防护服检查完整性,打开拉链至合适位置,先穿下衣,再穿上衣,再将防护帽戴在头部,拉上拉链,密封拉链口	2	
	潜在污染区　脱工作服	由潜在污染区进入污染区前,脱工作服,洗手	2	
	戴医用外科口罩	取出口罩,双手将口罩带子一条系于颈后,一条系于头部,双手指尖放在鼻夹塑型并向两侧移动, 使口罩完全覆盖住口、鼻和下巴,操作时双手不得接触口罩内侧面	3	
	戴帽子	取出帽子,由前向后戴好,遮住所有头发	2	
	穿防护服	取出防护服检查完整性,打开拉链至合适位置,先穿下衣,再穿上衣,再将防护帽戴在头部,拉上拉链,密封拉链口	6	
	戴护目镜	取出护目镜,检查固定带,一手固定护目镜于眼部,另一手将固定带拉向头部后方,调整固定带至合适位置	4	
	穿鞋套	穿鞋套,手消毒	2	
	戴手套	右手捏住手套反折部取出,调整手套(掌心相对)后分别插入左右手,将手套反折边套在防护服衣袖外面,十指交叉调整手套服帖,戴手套的手高不过肩低不过腰,双手不得接触手套外侧面	4	

续表

项目		操作标准	分值	扣分
摘脱流程 50分	污染区	离开污染区前	5	
		脱手套 脱手套,双手不能接触手套外面	4	
		戴手套 手消毒,戴手套	2	
		摘护目镜 闭眼,轻轻摘下护目镜,放入指定容器或医疗废物桶内,注意手不要触碰面部	4	
		脱防护服 脱鞋套 解开密封胶条,打开拉链,提高帽子,使帽子脱离头部;脱手套,手消毒	6	
		脱衣袖:一手伸入另一侧袖口内,拉下衣袖过手,再用衣袖遮住的手在外边拉下另一衣袖,双臂向后逐渐脱下双袖,再由上向下边脱边卷,污染面向内,与鞋套一起脱下。脱衣过程中,动作轻柔,双手不能触碰衣服外侧面,手消毒	8	
		摘帽子(外层) 闭眼,从前向后轻轻摘下外层帽子投入医疗废物桶内,手消毒	3	
		摘医用外科口罩(外层) 双手先解开系于颈后的带子,再解开系于头部的带子,双手摘下口罩,操作时双手不能触碰口罩外面,手消毒	3	
	潜在污染区	穿工作服 由污染区进入潜在污染区,手消毒,换穿工作服	4	
		脱工作服 洗手、手消毒,脱工作服,再次洗手、手消毒	3	
	清洁区	洗手 由潜在污染区进入清洁区,洗手、手消毒	2	
		摘帽子(内层) 从前向后摘去里层一次性帽子	2	
		摘医用防护口罩(内层) 双手摘下里层医用防护口罩,不能触碰口罩外侧面	2	
		沐浴 沐浴更衣并进行口腔、鼻腔及外耳道的清洁	2	
评价8分		操作熟练、规范	2	
		保持清洁区域和清洁物品未被污染	3	
		隔离观念强,用物处理妥当	3	

评价者签名:

第二节　特殊区域医院感染管理质量评价表

一、预检分诊

表7-4　预检分诊医院感染管理质量检查表

项目	检查标准	分值	考核细则	扣分
组织管理	1.感染管理规章制度及落实 2.医院感染监控小组及履职情况 3.科室感染管理自查 4.人员培训	5分	查看资料,组织、制度、职责不健全每项扣1分,少一人次扣1分	
环境管理	1.布局合理,标识醒目 2.手卫生规范 3.开窗通风2~3次/天,每次不少于30min 4.湿式清扫、环境整洁	5分	未建文档本不得分,文件、报告等资料不全扣3分,缺一项次扣1分	
标准预防与手卫生	1.按规定进行防护(一次性工作帽、一次性外科口罩、工作服、隔离衣、防护眼镜等) 2.工作人员了解标准防护的主要内容 3.配备免洗手消毒凝胶 4.工作人员掌握洗手指征,手卫生依从性,手卫生正确率	10分	实地查看,一项不合要求扣2分	
消毒隔离	1.空气消毒、物表消毒规范 2.体温枪的消毒规范 3.地面消毒及周围环境消毒规范 4.环境卫生学监测:紫外线灯管日常监测记录,空气消毒机有检修、清洗滤网记录	15分	实地查看、查看记录,一项不合要求扣3分	
病例管理	1.询问流行病学史、接触史、症状 2.体温大于37.3℃,有流行病学史、接触史者为其佩戴口罩,引导至发热门诊	5分	一项不合要求扣2.5分	
医疗废物管理	1.医疗废物分类处置,标识清楚,垃圾袋使用规范,专物专用 2.各垃圾桶加盖、清洁 3.包装、称重、封口、标识贴、交接、存放、运送等环节规范	10分	实地查看、查看记录,一项不合要求扣3分	

检查者签名:

二、发热门诊

表 7-5　发热门诊医院感染管理质量检查表

项目	检查标准	分值	考核细则	扣分
组织管理	1.医院感染管理规章制度及落实 2.医院感染监控小组及履职情况 3.科室感染管理自查 4.人员培训 5.可疑患者在第一时间内进行隔离观察、治疗,立即向医务处报告	14分	查看资料,组织、制度、职责不健全、漏报或瞒报各扣5分,其余每项扣2分	
环境管理	1.布局合理,洁、污标识清晰 2.手卫生规范 3.仪器设备清洁、消毒方法正确、专人管理 4.环境整洁、湿式清扫 5.开窗通风2~3次/天,每次不少于30min 6.诊室、治疗室、检查室每日紫外消毒或移动式循环风空气消毒机消毒	6分	未建文档本不得分,文件、报告等资料不全扣3分,缺一项扣1分	
标准预防与手卫生	1.按规定进行防护(穿戴一次性工作帽、防护眼镜或面罩(防雾型)、医用防护口罩、防护服、一次性乳胶手套,一次性鞋套等) 2.诊疗病人前后应洗手或手消毒,接触病人血液、体液等应戴手套,脱手套后应洗手,一人一诊室 3.工作人员了解标准防护的主要内容 4.工作人员掌握隔离技术,合理使用各类防护用品 5.手卫生设施规范使用洗手液、干手纸巾、七步洗手标志图 6.工作人员掌握洗手指征、手卫生依从性、手卫生正确率 7.规范使用锐器盒,一次性锐器用后即入锐器盒(3/4满后封盖更换,不得重复使用) 8.工作人员掌握预防锐器伤的方法应急处理上报流程	32分	实地查看,一项不合要求扣2分	

续表

项目	检查标准	分值	考核细则	扣分
消毒隔离	1.严格执行消毒隔离制度 2.无菌物品与非无菌物品分区存放、标识清楚,无菌包干燥、外观清洁、标识清楚、分类放置、无过期 3.无菌纱布、棉球、棉签等一经打开在24h内使用,在容器外注明开启时间 4.进入体内用品一人一用一灭菌 5.无菌持物钳及容器干燥使用,每4h更换一次,注明开启时间 6.药物现用现配,无菌药液开启后注明开启时间 7.酒精、碘酊等消毒剂严格注明开启时间,瓶盖严密 8.一次性灭菌物品存放在清洁干燥的区域,已去除外包装的灭菌物品需入橱内或带盖容器中 9.环境卫生学监测:使用中的消毒剂浓度监测每日1次,监测结果保存,紫外线灯管日常监测记录,空气消毒机有检修、清洗滤网记录,监测不达标的要有持续质量改进措施和重测记录。必要时物体表面检测、医务人员手检测、空气消毒效果检测	27分	实地查看,查看记录,1~8项每项不合要求扣3分,第9项中每小项不合格扣1分	
医疗废物管理	1.医疗废物分类处置、标识清楚,垃圾袋、利器盒使用规范,专物专用 2.医疗废物用双层垃圾袋,并注明"新冠"字样,确诊及疑似患者的生活垃圾按照医疗废物处置。每天按规定时间收、送医疗废物 3.包装、称重、封口、标识贴、交接、存放、运送等环节规范 4.登记本记录规范,无漏项、代签字等 5.各垃圾桶加盖、清洁 6.地面若有明显的血渍等体液污染时,先用吸水材料去除可见的污染物,将装有5000~10000mg/L有效氯(或75%酒精)的消毒液的喷壶对准血渍等沿四周方向向中心喷洒,作用30min后用一次性(报废)毛巾清洁,然后将此毛巾作医疗废物处理	21分	实地查看,查看记录,一项不合要求扣2分	

检查者签名:

三、高暴露病区

表7-6 高暴露病区医院感染管理质量检查表

项目	检查标准	分值	考核细则	扣分
组织管理	1.医院感染管理规章制度及落实 2.医院感染监控小组及履职情况 3.科室感染管理自查 4.人员培训 5.确诊病例或疑似病例2h内按照要求上报登记确诊病例或疑似病例报告率100%	14分	查看资料,组织、制度、职责不健全、漏报或瞒报各扣5分,其余每项扣2分	
环境管理	1.布局合理,洁、污标识醒目 2.手卫生设施与标识规范 3.仪器设备清洁、消毒方法正确,专人管理 4.环境整洁、湿式清扫 5.开窗通风2~3次/天,每次不少于30min	5分	未建文档本不得分,文件、报告等资料不全扣3分,缺一项扣1分	
标准预防与手卫生	1.按规定进行防护(戴帽子、口罩、护目镜、手套、穿隔离衣、防护服等) 2.诊疗、护理病人前后应洗手或手消毒,接触病人血液、体液等应戴手套,脱手套后应洗手 3.工作人员了解标准预防的主要内容 4.工作人员掌握隔离技术,合理使用各类防护用品 5.选择合适洗手液,使用干手纸巾、七步洗手法洗手 6.工作人员掌握洗手指征、手卫生依从性、手卫生正确率 7.规范使用锐器盒(3/4满后封盖更换),一次性锐器用后即入锐器盒,不得重复使用 8.工作人员掌握预防锐器伤的方法、应急处理、上报流程	32分	实地查看,一项不合要求扣4分	

续表

项目	检查标准	分值	考核细则	扣分
消毒隔离	1.严格执行消毒隔离制度。治疗室、换药室等分区合理、清洁整齐；无菌物品与非无菌物品分区存放、标识清楚，无菌包干燥、外观清洁、标识清楚、分类放置、无过期 2.物体表面使用1000mg/L含氯消毒剂擦拭消毒,病房、治疗室、检查室每日紫外消毒或可移动式循环风空气消毒机消毒 3.无菌纱布、棉球、棉签等一经打开在24h内使用,在容器外注明开启时间,进入体内用品一人一用一灭菌 4.无菌持物钳及容器干燥使用,每4h更换一次,注明开启时间 5.药物现用现配,注射器中的无菌药液不得超过2h;无菌药液开启24h内使用,注明开启时间 6.酒精、碘酊等消毒剂严格注明开启时间,瓶盖严密 7.一次性灭菌物品存放在清洁干燥的区域,已去除外包装的灭菌物品需入橱内或带盖容器中 8.环境卫生学监测:使用中消毒剂浓度监测,紫外线灯管日常监测记录,空气消毒机有检修、清洗滤网记录,监测不达标的要有持续质量改进措施和重测记录。必要时物体表面检测、医务人员手检测、空气消毒效果检测、无菌物品灭菌效果监测	28分	实地查看，查看记录,1~7项不合要求扣3分,第8项中每小项不合格扣1分	
医疗废物管理	1.医疗废物分类处置、标识清楚,垃圾袋、利器盒使用规范,专物专用 2.医疗废物用双层垃圾袋,并注明"新冠"字样,确诊及疑似患者的生活垃圾按照医疗废物处置;每天按规定时间收、送医疗废物 3.包装、称重、封口、标识贴、交接、存放、运送等环节规范 4.登记本记录规范,无漏项、代签字等 5.确诊及疑似患者所用物品均应先消毒后再清洗消毒,排泄物、分泌物、呕吐物等应用专门容器收集,用20000mg/L含氯消毒剂浸泡消毒2h后才能倾倒,敷料应焚烧处理 6.各垃圾桶加盖、清洁 7.地面若有明显的血渍等体液污染时,先用吸水材料去除可见的污染物,将装有5000~10000mg/L有效氯(或75%酒精)的消毒液的喷壶对准血渍等沿四周方向向中心喷洒,作用30min后用一次性(报废)毛巾清洁,然后将此毛巾作医疗废物处理	21分	实地查看,查看记录,每项扣3分	

检查者签名：

第三节 其他辅助科室医院感染管理质量评价表

一、消毒供应中心

表 7-7 消毒供应中心新型冠状病毒清洗消毒管理质量检查表

项目	检查标准	分值	考核细则	扣分
组织管理	1.医院感染管理规章制度及落实 2.医院感染监控小组及履职情况 3.科室感染管理自查 4.科室负责新型冠状病毒工作人员培训 5.可疑新型冠状病毒感染可重复使用诊疗器械、器具、物品在第一时间制订回收计划、回收路线、处理方法	15分	查看资料,组织、制度、职责不健全、漏报或瞒报各扣5分,其余每项扣3分	
环境管理	1.布局合理、有独立密闭的区域进行可疑新冠病毒感染器械、器具、物品的清洗消毒、区域标识清晰 2.可疑新冠病毒感染器械、器具、物品集中单独回收,并严格按照医院感染控制指定路线回收 3.清洗消毒区域清洁、消毒方法正确,专人负责 4.有专用清洗用具 5.工作结束后对区域用1000mg/L含氯消毒液进行全面喷洒消毒,作用30min 6.每日紫外线消毒,最少30min	6分	未建文档本不得分,文件、报告等资料不全扣3分,缺一项次扣1分	
标准预防与手卫生	1.按规定进行防护(穿戴一次性工作帽、防护眼镜或面罩(防雾型)、医用防护口罩或外科口罩、防护服、一次性乳胶手套、专用鞋、一次性鞋套等) 2.进入污染区前先在缓冲间洗手,在缓冲间做好个人防护 3.工作人员了解标准预防的主要内容 4.工作人员掌握隔离技术,合理使用各类防护用品 5.手卫生设施齐全,规范使用洗手液、回收车配备快速手消及一次性橡胶手套 6.工作人员掌握穿脱隔离衣顺序,正确使用快速手消,正确戴脱手套、穿脱隔离衣	39分	实地查看,一项不合要求扣3分	

续表

项目	检查标准	分值	考核细则	扣分
消毒隔离	1.严格新型冠状病毒消毒隔离制度 2.回收可疑新冠病毒感染器械、器具、物品回收车辆应在运送过程中稳固、回收车及密闭箱应耐清洗消毒 3.回收可疑新型冠状病毒感染器械、器具、物品时回收人员禁止接触物品只可接触回收车外壁 4.隔离区域外进行交接、不做物品数量清点 5.到达消毒供应中心后到指定区域进行清洗消毒工作 6.在进入指定区域前先要进行换鞋、换手套 7.环境卫生学监测:使用中的消毒剂浓度监测每配置一次监测1次,监测结果保存,空气消毒用紫外线进行消毒,需有消毒记录并保存	22分	实地查看,查看记录,1–6每项不合要求扣3分,第7项中每小项不合格扣1分	
医疗废物管理	1.医疗废物分类处置、标识清楚 2.确诊及疑似新冠医疗废物用双层垃圾袋,并注明"新冠"字样,每天按规定时间、区域送医疗废物 3.包装、称重、封口、标识贴、交接、存放、运送等环节规范 4.垃圾回收时扫码回收交接,无漏扫码等现象的发生 5.各垃圾桶加盖、清洁 6.清洗消毒疑似新冠感染区域地面用1000mg/L有效氯消毒液的喷壶对准污染严重部位沿四周方向喷洒,作用30min后用一次性毛巾清洁,然后将此毛巾作医疗废物处理	18分	实地查看,查看记录,一项不合要求扣2分	

检查者签名:

二、洗涤中心

表7-8 洗涤中心新型冠状病毒感染织物清洗消毒管理质量检查表

项目	检查标准	分值	考核细则	扣分
组织管理	1.医院感染管理规章制度及落实 2.医院感染监控小组及履职情况 3.科室感染管理自查 4.对负责新型冠状病毒感染织物处理的工作人员进行培训	14分	查看资料,组织、制度、职责不健全各扣5分,其余每项扣2分	
环境管理	1.布局合理,有独立的区域进行可疑新型冠状病毒感染织物的清洗、消毒处理,区域标识清晰 2.可疑新型冠状病毒感染织物应集中单独回收,并严格按照医院指定路线进行回收 3.设备清洁、消毒方法正确,专人管理 4.环境整洁,工作结束后对区域喷洒消毒,作用30min 5.紫外线消毒2次/天,每次不少于30min	10分	实地查看,每项扣2分	
标准预防与手卫生	1.按规定进行防护(戴一次性工作帽、一次性医用外科口罩、防护眼镜、一次性手套、穿隔离衣) 2.回收及清洗织物时应戴手套,脱手套后应洗手 3.工作人员了解标准防护的主要内容 4.工作人员掌握各类防护用品的使用 5.手卫生设施齐全,正确使用洗手液,七步洗手法洗手,回收车配备快速手消及一次性手套 6.工作人员掌握穿、脱隔离衣顺序,戴、脱手套方法正确,正确使用快速手消	20分	实地查看,每项扣2分	

续表

项目	检查标准	分值	考核细则	扣分
消毒隔离	1.严格执行新型冠状病毒感染织物消毒隔离制度 2.工作人员由污染物品回收通道进行回收,确认新冠感染织物装于双层黄色医疗废物袋或水溶性织物包装袋,封口严密,不得打开包装进行清点 3.新冠感染织物专机洗涤,标识清楚;应遵循先消毒后洗涤的原则,在密闭状态下用1000mg/L含氯消毒剂浸泡30min 4.耐热织物采用热洗涤方法,不耐热织物采用冷洗涤方法 5.感染织物转运车用1000mg/L含氯消毒剂进行擦拭消毒 6.物体表面使用1000mg/L含氯消毒剂擦拭消毒,地面使用1000mg/L含氯消毒剂进行湿式拖地,污染区每日紫外线消毒 7.手消毒剂、含氯消毒剂等严格注明开启时间,瓶盖严密 8.环境卫生学监测:使用中消毒剂浓度检测、紫外线灯管日常监测记录,监测不达标时记录持续质量改进措施和重测时间	46分	实地查看,查看记录,1~7项不合要求扣3分,第8项中每小项不合格扣1分	
医疗废物管理	1.医疗废物分类处置、标识清楚,垃圾袋使用规范 2.医疗废物用双层垃圾袋,并注明"新冠"字样,每天按规定时间收、送医疗废物 3.包装、称重、封口、标识贴、交接、存放、运送等环节规范 4.登记本记录规范,无漏项、代签字等 5.各垃圾桶加盖、清洁	10分	实地查看,查看记录,每项扣2分	

检查者签名:

第八章 防控措施

本章介绍新冠肺炎在特殊科室，例如产科、内镜中心、血液透析、介入放射、手术室、放射影像超声和消毒供应中心的护理防控措施，阐述各学科防控重点，杜绝或局限新冠肺炎的传染与流行，旨在全面提升医护工作者新冠肺炎预警与防控能力。

第一节 产科护理防控措施

产科是以产妇及新生儿等特殊住院人群为主，该群体既是新冠病毒的易感人群，也是新冠肺炎重症和危重症的高发人群。因此，产科医护人员在临床诊疗工作中须掌握新冠病毒疾病预防和控制相关知识，高度重视临床防控细节。

一、产科门诊防控措施

1. 推进线上医疗服务：产科医师要大力宣传开展网络平台门诊，指导孕妇进行自我监测或通过图文及视频方法进行问诊，降低门诊拥挤造成的交叉感染风险。

2. 高度重视防护措施：严格落实院感防控各项要求，保障防护用品的充足供应和合理分配使用，正确选择和佩戴口罩，严格进行手卫生。

3. 严控入院标准：保胎或妊娠剧吐者尽量居家观察、保守治疗；保守治疗不能缓解者，入院前需排除新冠肺炎感染。

4. 入院程序：所有孕产妇及其家属（允许 1 名家属陪同）在医院入口处扫描健康码测量体温，发热者（体温≥37.3℃）指导到发热门诊就诊。陪同者的个人信息需符合新冠肺炎防控要求，测温正常者才能进入诊区就诊。接诊医生需询问孕产妇和陪同者近 14d 内行程、密切接触史，有无发热、干咳、乏力、鼻塞、流涕、咽痛、肌痛和腹泻等症状，以排除疑似新冠病毒感染者。

二、产科病房防控措施

（一）病房环境及设备管理

1. 严格执行门禁管理制度。安排专人在病区入口处对进入人员进行身份核查，测量体温，询问近 14d 是否有疫区接触史及旅居史，核查新冠病毒核酸检测结果，并如实登记。

2. 病区内设置应急隔离病房，并配置病人专用诊疗器械和防护用品。

3. 病房医护及其他工作人员、病人及家属均需佩戴口罩，按要求测量体温并如实登记。一旦发现疑似新冠肺炎人员，疫情管理小组立即启动应急预案，指导诊疗、隔离、病区消毒等事宜。

4. 医疗废物处理严格按规定处理。对于疑似新冠肺炎孕产妇产生的医疗废物使用双层包装，鹅颈式封口，包装外应有明确标识并及时密封规范处置。生活垃圾按医疗废物处理标准处置。

5. 设施设备管理

（1）确保病区内设施设备及防护用品齐全齐备，孕产妇及新生儿抢救物资立即可取并处于功能状态。

（2）常用设备如监护仪、胎监仪、暖箱、听诊器等使用后及时清洁消毒。

（3）用于诊疗疑似或确诊新冠肺炎孕产妇的听诊器、体温计、血压计等医疗器具应专人专用。如需重复使用时，每次使用后应当按照要求进行规范清洁和消毒。

（4）精密仪器的操作和维护应遵守仪器消毒说明或国家法律法规及相关标准。

（二）病房、产房、新生儿接种室、新生儿浴室消毒

1. 加强病区环境管理，每班按照《医院空气净化管理规范》消毒所有病房、产房、新生儿接种室及新生儿浴室，保持室内空气流通，病室内开窗通风每日 3 次，每次不少于 30min。有条件者可配备循环风空气消毒，无条件者可用紫外线灯进行空气消毒不少于 1h。

2. 物体表面、地面应定时清洁和消毒：500mg/L 含氯消毒液擦拭 2 次/日。

3. 疑似患者病房停用中央空调，使用空气消毒机消毒 2h 或紫外线灯照射消毒 1h，物表及地面消毒用 500mg/L 含氯消毒液擦拭。每间病房外放置快速手消毒剂，指导患者及家属正确使用。

4. 医护人员接触污染物品后和离开病区时，应严格执行手卫生制度，预防交叉感染。

（三）人员防护与管理

1. 医护人员防护

（1）严格遵循一级防护标准，医护人员穿工作服、戴医用外科口罩、帽子，必要时戴乳胶手套，并严格执行手卫生。

（2）对医护人员进行全员培训，确保相关制度和流程人人知晓，防护用具人人会用，三级预防人人达标；接触病人血液、体液、分泌物、排泄物、呕吐物及污染品时，需佩戴清洁手套，脱手套后立即洗手；可能受到患者血液、体液、分泌物等喷溅时，应戴医用防护口罩、护目镜，穿防渗隔离衣。一次性防护用品使用后要及时更换，规范处理。

（3）根据科室情况酌情暂停集体交班、科室业务培训等聚集活动，新冠肺炎相关培训采用线上培训。

（4）每日专人负责巡查在岗医护人员情况，包括在岗医护人员有无疑似或确诊患者接触史、有无体温异常等情况。

（5）开通线上心理干预通道，为医护人员提供心理干预支持系统。

（6）科室备齐各种防护用品，便于应急时使用，专人定期检查并登记。

2. 住院孕产妇及陪护人员的防护

（1）严格落实探视制度，根据病情留一名固定陪护人员，谢绝探视，禁止护工、月嫂等其他外来人员入内。凡进入病区者均需佩戴口罩，严格手卫生，监测体温、询问流行病学史并登记，住院孕产妇及陪护每日上午、下午由管床护士进行体温监测登记，体温异常者及时登记上报处理。

（2）加强孕产妇及其陪同人员的宣传教育及管理，所有住院孕产妇均需签署《疫情告知承诺书》。

（3）住院孕产妇和陪护人员原则上不允许请假外出，不得在病房以外区域活动，减少孕产妇及陪护人员之间的不必要接触。禁止陪护人员互串病房、交换书报，生活用品等用物，预防交叉感染。

（4）发现疑似感染新冠病毒的孕产妇时立即上报，并进行院内专家会诊，进行新冠病毒核酸和抗体检测，在确保转运安全前提下立即将孕产妇转到国家指定的"新型冠状病毒肺炎孕产妇救治和助产定点医院"进行隔离分娩和治疗。按规定对陪同人员和其他密切接触人员采取医学观察及其他必要的预防措施。

（5）确诊或疑似感染新冠肺炎孕产妇使用过的一次性物品及生活垃圾按感染性医疗废物处理。孕产妇转出后按《医疗机构消毒技术规范》对接触环境进行终末处理。

（6）推广口罩佩戴方法、手卫生、个人卫生、营养、活动与休息等方面的健康宣教。

3. 新生儿防护

（1）新生儿不宜戴口罩，以被动防护为主。看护人应主动佩戴口罩，不亲吻新生儿。

（2）新生儿使用的衣物应单独放置。

（3）若无母乳喂养禁忌证，应坚持母乳喂养，以增强新生儿自身免疫力，预防感染。

（4）母亲为疑似和确诊新冠病毒感染的新生儿，出生后应立即隔离观察2周，暂停母乳喂养。

（5）疑似和确诊新冠病毒感染的孕妇在分娩时应考虑尽早断脐，并清理口鼻腔内羊水，以尽可能减少新生儿感染的风险。

4. 工勤人员防护

（1）要求工勤人员参加院内统一组织的培训并进行考核，主要包括清洁消毒、个人防护及污物转运等。

（2）产科应组织专科培训，包括产房消毒隔离要求、隔离产房消毒要求、母婴床旁清洁消毒要求、胎盘等病理性废物转运的注意事项等。

（3）重视工勤人员的心理疏导。

三、孕妇（产房）待产及分娩感染防控流程

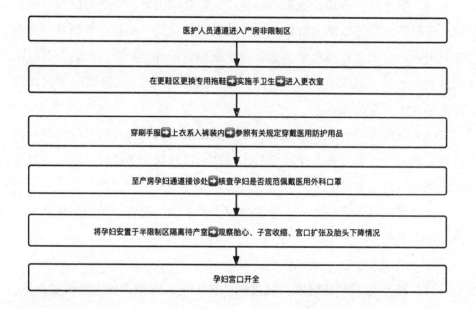

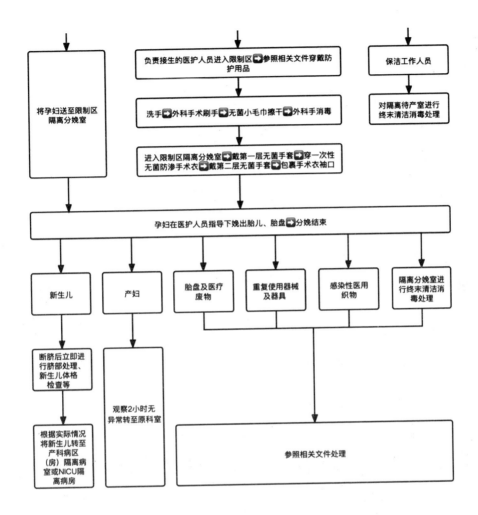

第二节　内镜中心护理防控措施

新冠肺炎传播途径主要是呼吸道飞沫及接触传播。内镜诊疗过程中，极易出现携带病原体的飞沫、粪便、尿液造成的气溶胶或接触传播，操作人员与患者近距离接触，是一种高风险的院内感染传播方式。为减少内镜诊疗操作过程中发生新冠肺炎感染的风险，现根据感控要求，制订相关防控管理措施并积极落实。

一、内镜诊疗感染风险分析

(一) 内镜感染风险分析

由于内镜诊疗需要医务人员与患者近距离接触，操作过程中患者呛咳、呕吐等均易产生大量飞沫或气溶胶；同时，患者体液、血液等分泌物极易暴露或残留在环境或物体及器械表面，具有较高的交叉感染风险，内镜诊疗间相对封闭、通风不良、人员密集，被《经空气传播疾病医院感染预防与控制规范》和《医院隔离技术规范》归为高危险领域，存在多个风险环节。

1. 预约分诊

内镜中心预约台作为初次接诊患者的场所，是患者信息采集、病情评估和预防新冠肺炎的首要环节。疫情防控主要是筛查疑似患者或接诊已确诊的住院患者。

2. 候诊区域

内镜中心候诊区域作为患者聚集的主要场所。疫情防控主要是维持患者候诊秩序及宣教新冠肺炎相关防控知识。

3. 诊疗环节

内镜诊疗需要医护人员与患者近距离接触，且操作时易造成患者血液、体液喷溅，同时由于患者呛咳、呕吐等极易产生气溶胶。因此，在内镜诊疗间，疫情防控主要是处理空气、物体表面、地面和医疗废物以及医务人员的个人防护。

(二) 医务人员感染风险

医务人员感染风险为减少医护人员感染风险，合理使用防护物资，必须合理配置内镜中心工作人员，重视自身防护，避免交叉感染和职业损伤，同时设置工作人员专用通道。

(三) 内镜洗消风险分析

目前，尚不能排除新冠病毒经粪-口传播的可能性，内镜属于重复使用的医疗器械，为避免在内镜转运及再处理过程中对医务人员造成交叉感染，需严格按照规范对其进行再处理。

二、内镜诊疗感染防控

转变工作模式以减少内镜中心人员聚集，避免交叉感染。内镜诊疗患者可借助互联网平台或通过微信公众号等形式进行网上预约筛查，协助或指导患者填写疫情防控期间就诊患者筛查表，告知就诊前相关准备及必要的辅助检查，减少患者在医院停留的时间。

（一）患者管理策略

按照新冠肺炎防控流程，所有需内镜诊疗的患者均须严格进行门急诊发热与非发热预检分流、相关专科门诊复检，确定适应证并进行分类。内镜预约窗口接诊人员复检确认登记后，方可进入内镜中心开始诊疗活动。需将伴有发热症状的疾病和新冠肺炎进行鉴别诊断，必要时请相关科室会诊。

1. 严格筛查

凡符合适应证的患者均须认真填写应对新冠肺炎疫情患者准入初筛调查表，并签署知情同意书，告知相关的法律责任。在内镜诊疗常规术前准备的基础上，结合流行病学史及3d内胸部CT检查结果，按照前述分类处理原则落实不同级别的医护防护措施，引导患者进入操作间诊疗。患者采取分时段入室，原则上不容许陪员进入，特殊情况时准许1名家属陪同，但须全程佩戴口罩。行内镜诊疗患者需全程佩戴口罩，仅在配合内镜诊疗时去除，预约入诊室前及检查结束后行手卫生。

2. 建立患者分区管理制度

无流行病接触史及发热等相关症状的患者，可在内镜中心一般诊室进行诊疗。每例诊疗结束后，严格执行空气、物体表面及地面清洁消毒。疑似或确诊住院的新冠肺炎患者通过专属通道进入诊疗区域，诊疗室应设置缓冲区域及潜在污染区域，减少与其他人员接触，并尽可能在设有负压系统的诊疗区域进行会诊或诊疗。负压隔离间主要用于呼吸道传染病患者，可有效切断空气、飞沫传播，诊疗期间应持续使用消毒机或其他符合要求的空气消毒设备。

（1）候诊区：①要求所有患者及家属全程佩戴口罩；②进入候诊区前需用快速手消毒剂消毒双手，设置出入内镜中心单向线路，复测患者及家属体温，体温≥37.3℃者立即由科室指定人员送往发热门诊进一步筛查；③候诊区患者间隔≥1m；④使用消毒签字笔；⑤候诊区放置口罩鞋套专用回收桶，方便患者及家属投放；⑥通过播放宣教片或微信公众号对患者进行健康知识宣教，提高患者对疾病认识和自我防护意识。

（2）复苏区：①为避免增加无痛内镜诊疗患者的感染风险，仅容许一名患者与家属交接；②家属不得进入诊室。

（二）环境管理策略

1. 实行严格的分区管理

内镜中心须规范人流和物流通道，避免和减少交叉接触和污染机会，防止交叉感染。明确设置工作区、生活区与缓冲区，隔离工作区与生活区，固定患者候诊区域、诊疗室及单向通道。

（1）污染区：患者诊疗区域，如预约区、候诊区域、复苏区域、检查室、患者通道等。

（2）缓冲区：主要是医务人员工作准备区域，位于污染区和清洁区之间，禁止患者进入。

（3）清洁区：包括内镜中心使用的纯净水处理间、医务人员卫生间、更衣室、库房、洗消间清洁区。

2. 规范区域消毒

所有区域安放医用洗手液，免洗手消毒液及一次性擦手纸，及时进行手卫生消毒。设定专用诊疗间具备良好通风功能，关闭区域中央空调，每个诊疗间只开放一个诊疗台，或诊疗台间距1.5m。诊疗床应使用一次性防水中单严实包裹避免被分泌物污染。所有一次性物品一人一用一废弃，湿化瓶一用一更换。诊室配备必须医疗用品，减少被污染概率。每一例诊疗结束后需对诊疗场所及设备进行终末消毒。

3. 规范空气消毒

按照《医院空气净化管理规范》要求进行空气消毒，诊室及消毒室持续或定时通风（每日开窗通风 2 次，每次 30min），紫外线灯消毒至少 2 次/日，每次 1h。可采用医用动态空气消毒设备消毒（消毒时间遵从产品说明书）消毒结束后，需开窗通风后使用。

（三）医务人员管理策略

1. 医务人员管理

（1）内镜中心工作人员每日上报自我身体健康状况，包括体温、有无乏力、干咳等症状、有无新冠肺炎确诊或疑似病例接触史，并如实登记做好记录。如有异常情况，立即报告上级部门并脱离工作环境，必要时进行医学干预、隔离及进一步诊疗。

（2）根据工作量按最低限度配备医务人员。设定医务人员专用通道，在清洁区测温领取防护物资。

（3）医务人员操作期间严禁随意走动。

2. 医务人员防护

（1）操作医生、助手、麻醉医生、洗消人员应戴医用防护帽、双层手套、鞋套、护目镜或防护面屏、佩戴医用外科口罩，必要时戴 N95 口罩（污染、潮湿或超过 4h 应及时更换）、工作服加一次性隔离衣、必要时穿防护服。内镜操作前后均应严格按照"七步洗手法"执行手卫生，注意佩戴手套不能替代洗手。内镜诊疗结束后可由助手协助完成报告，避免污染报告办公区域，操作结束所有防护用品按程序脱卸，严格手卫生，换口罩后返回清洁区。预约、分诊、复苏等其他医务人员，穿工作服加一次性隔离衣、佩戴医用外科口罩（污染、潮湿或超过 4h 应及时更换）、戴医用防护帽、双层手套、鞋套、护目镜或防护面屏。根据岗位执行相应防护标准。

（2）医务人员应参照隔离病房防护标准严格执行《医院隔离技术规范》及《医务人员穿脱防护用品的流程》，正确实施手卫生及穿脱防护用品。

（3）标准预防：①所有患者的血液、体液、分泌物、排泄物均视为有传染性；②医务人员与患者之间需要双向防护；③针对医患之间的三种传播方式，根据传播途径在预防基础上做好接触隔离、飞沫隔离、空气隔离措施。

（4）医务人员使用的防护用品应当符合国家有关标准：①医用防护口

罩符合 GB19083-2010《医用防护口罩技术要求》；②医用外科口罩符合 YY0469-2011《医用外科口罩技术要求》；③防护服符合 GB19082-2009《医用一次性防护服技术要求》。

3. 手卫生管理

严格遵循《医务人员手卫生规范》规定的"七步洗手法"执行。手消毒时首选速干手消毒剂，推荐使用含氯酒精、过氧化氢等手消毒剂。戴手套不能代替手卫生，摘手套后立即进行手卫生。

4. 设置感控监督员

监督员每日监督内镜中心感控执行情况并做好记录，及时反馈。

（四）内镜洗消管理策略

1. 严格遵守内镜的洗消规范

操作间每班下班前终末空气消毒一次，为避免操作间内患者间交叉感染，实行相邻两间操作间为一组，交替进行操作与房间空气消毒，每位患者做完检查后均以动态空气消毒机及紫外线灯照射消毒，保证疫情防控与操作两不误。

2. 诊室消毒规范

（1）物体表面使用 3%过氧化氢、5000mg/L 过氧乙酸或 500mg/L 二氧化氯等消毒剂对物体表面进行喷洒消毒，每日两次。地面湿式清扫，桌椅、门把手、电话等高度接触表面用 0.2%过氧乙酸或 1000mg/L 含氯消毒剂、二氧化氯消毒剂擦拭消毒，作用 30min 后擦拭干净，每日两次。

（2）内镜主机、麻醉机、操作台、诊疗床等表面使用 1000mg/L 含氯消毒剂擦拭，作用 30min 后再用清水擦拭，至少 2 次/日。

（3）电脑及监护仪屏幕和金属物品用 75%酒精擦拭消毒。

（4）被患者体液、分泌物等污染的物体面或地面，少量污染物可用一次性吸水材料（如纱布，抹布等）蘸取 5000~10000mg/L 的含氯消毒剂或能达到高水平消毒的消毒湿巾小心移除，大量污染物应使用漂白粉完全覆盖，或用一次性吸水材料完全覆盖后用足量的 5000~10000mg/L 的含氯消毒液浇在吸水材料上作用 30min 以上或使用达到高水平消毒的消毒湿巾小心移除，清除过程中避免接触污染物，清理的污染物按医疗废物集中处理。清理污染物后对污染的环境物体表面进行消毒，盛放污染物的容器可用含有效氯 5000mg/L 的消毒剂溶液浸泡 30min 后清洗干净。

3. 内镜洗消规范

（1）取消床旁预处理，操作结束后立即将所有使用过的内镜及可复用附件放入密闭转运车或双层黄色医疗废物袋密闭并标注标识转运至洗消间。

（2）转运至洗消间立即将内镜及可复用的阀门、按钮使用多酶清洗液处理后直接浸泡在 0.2%~0.35% 过氧乙酸或有效氯浓度 60mg/L 酸化水中消毒 5min，建议使用注射器往各管道内灌注消毒剂，确保每个管道都充分浸泡。再严格按照《软式内镜清洗消毒技术规范》中的步骤及要求进行处理，将其中的消毒程序改为灭菌程序，优先选择全自动内镜洗消机及使用过氧乙酸进行灭菌。

（3）按照先消毒再清洗后灭菌的方案再处理内镜，内镜再处理严格遵循《软式内镜清洗消毒技术规范》。

（4）多酶清洗液一人一更换，清洗槽和漂洗槽一用一消毒。

（5）消毒剂现配现用，配制后测定有效浓度，每次使用前进行浓度检测。

（6）灭菌剂的选择：优先选择过氧乙酸，选择其他灭菌剂必须符合要求。

（7）全自动清洗消毒剂应进行自身清洗消毒后方可使用。

（8）内镜转运车、转运箱等转运工具可选用有效氯浓度为 1000mg/L 的含氯消毒液或 75% 酒精擦拭消毒，作用 30min 后再用流动水冲洗或清水擦拭干净，干燥存放于固定区域。处理时由污染较轻的部位到污染较重的部位，一用一消毒。

（9）每日清洗消毒工作结束后，对清洗槽、漂洗槽、全管道灌流器、清洗工具等彻底清洗，同时可用过氧乙酸、含氯消毒剂进行消毒，作用 30min 后再用流动水冲洗或清水擦拭干净。

4. 医疗废物规范处理

所有医疗废弃物，包括患者呕吐物、血液等特殊污染物严格按照医疗废物管理办法及时装袋并标注 2019-nCoV 标识后集中存放，由院方指定的专业人员处理，护士做好医疗废物交接并登记。

三、内镜诊疗感染防控流程

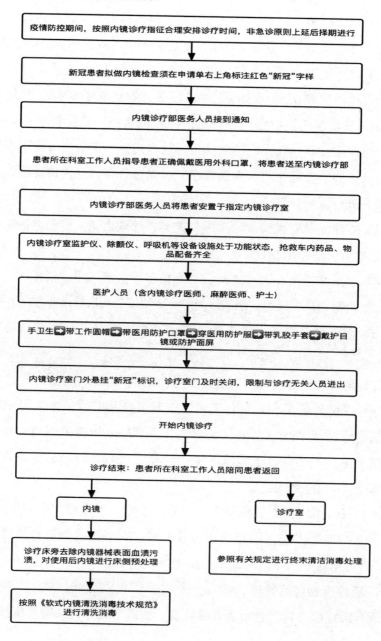

第三节　血液透析中心护理防控措施

慢性肾衰竭尿毒症期行血液透析治疗的患者每周 2~3 次往返社区和医院，此类患者免疫力低下，是新冠肺炎的高危易感人群。由于血液透析中心人群高密度、接触频繁及高流动性，极易引发医护人员与患者间、患者之间、患者家属之间的传播。因此，高效安全实施血液透析患者管理，对减少透析患者交叉感染风险和防止疾病传播非常重要。

一、防控工作制度

1. 每日排查报告制度：血液透析室（中心）须每日上报新冠肺炎确诊、临床诊断和疑似病例的血液透析患者。

2. 工作人员去向报告登记制度（包括工、休日）。

3. 工作人员风险教育和感控培训制度。

4. 疫情相关的知情同意制度。

5. 家属/陪护的培训宣教制度。

二、防控措施

（一）设置预检分诊台

预检分诊护士应正确佩戴医用外科口罩和防护面罩、穿隔离服，严格落实二次预检分诊制度。

（二）患者及其陪护人员管理

1. 患者管理

严格执行三级防控筛查

（1）一级：患者初筛防控要点

①医院安排专人在门诊入口处对全体人员（含门诊透析患者）进行预检分诊；②住院透析患者由所在病区进行预检。有条件的可对门诊与住院

患者分流，减少交叉感染风险。

（2）二级：接诊处筛查防控要点

①患者在候诊区等候时保持间距≥1m，入室时监测患者体温，询问记录接触史及外出史；②建议使用非接触式电子体温计，若测得体温大于37.3℃，需使用水银体温计复测体温。

（3）三级：治疗期间防控要点

①患者入室后全部用水银体温计再次复测体温，体温正常方可上机。强调患者透析全程正确佩戴口罩；②严格门禁管理，限制陪护人员进入治疗大厅；③透析期间尽量避免进食；④每班治疗前、中、后监测三次体温，治疗结束评估患者无发热等异常情况后，可顺利离院或返回科室。⑤两班患者避免聚集，有条件者可设"进-出"单向通道。

2. 门诊患者管理

（1）患者每日（包括非透析日）进行体温和病情监测等信息登记。

（2）尽量避免在不同血透机构流动，原则上不离开本地。

（3）疫情防控期间暂离本中心后返回人员，需接受相关医学检查项目，并隔离透析治疗观察2周。

3. 特殊患者管理

（1）对于确诊或临床诊断新冠肺炎的患者，应转移并集中在定点治疗医院进行 CRRT 专机透析。

（2）对于疑似患者，建议集中收入指定医院住院观察和血液透析治疗，如病情许可也可延缓血液透析治疗，避免该类患者往返社区与医院。

（3）处于医学观察期的患者，应在目前血液透析室（中心）与其他患者错开上下机时间，安排在独立透析治疗间（不能与血液传播类疾病阳性区共用）进行透析。

（4）非上述情况，疫期内原则上不接收其他医疗机构的患者转诊。

4. 患者家属及其陪护人员管理

（1）疫情防控期内患者的家属和陪护人员禁止进入血液透析室（中

心），由护士协助患者更衣和在透析室内移动等事宜。

（2）患者家属或陪护人员应相对固定陪员，并避免患者家属或陪员聚集。

5. 环境及消毒管理

（1）明确划分三区：污染区、半污染区、清洁区。

（2）设立三通道：患者通道、员工通道、污物通道，确保各区各通道之间标识明显。

（3）每班人群聚集时段（上下机时段）用空气净化机消毒至少 1h。每班治疗结束后开窗通风至少 0.5h，做好记录。两班之间必须清场0.5h以上。

（4）环境物体表面和地面的消毒严格按照《医疗机构消毒技术规范》进行。机器、床、餐桌等物体表面和地面采用 1000mg/L 含氯消毒剂彻底擦拭消毒，并做好记录。

（5）机器、床、餐桌等物体表面及地面如遇病人血迹、排泄物、分泌物、呕吐物等污染，先用吸湿材料如纸巾去除可见的污染，再用2000mg/L含氯消毒剂作用 30min，终末消毒应做好记录。

（6）严格按照《医疗废物管理条例》和《医疗卫生机构医疗废物管理办法》有关规定处置和管理医疗废物，分类、密闭运送并登记。

（三）工作人员管理

1. 加强全员防控新冠病毒感染知识培训。

2. 每日测 2 次体温，体温异常时及时上报并按相关规定予以处理。

3. 全面落实并执行标准预防措施，接触患者时戴外科口罩以及护目镜或防护面屏，建议上下机操作和医学观察期透析治疗间内穿防护隔离衣等。

4. 严格执行手卫生操作。

5. 暂停人员集中聚集交班。

6. 处于医学观察期内的工作人员不得上岗。

7. 发生疑似或确诊的工作人员，按照规定隔离治疗，其密切接触者须进行 14d 医学观察。

第四节　介入放射科护理防控措施

一、总体防控原则

（一）确诊患者

由院方组织介入科专家会诊，制订治疗方案。诊疗流程和防护措施按国家卫生健康委制订的方案和指南执行。

（二）疑似患者

专人处理，启动院内专家会诊。如确实需要介入治疗，应在指定专用的介入手术室进行，术后转入指定负压隔离监护室，进行单间隔离并按国家规定尽快启动病原学检测流程，如排除新冠肺炎感染的肺炎，可按常规处理；如确诊新冠肺炎，应转运至本院专门隔离病房或当地卫生健康委指定医院进一步治疗。

（三）介入科相关急危重症的普通患者

鉴于新冠肺炎感染患者存在潜伏期，应区分对待。无新冠肺炎流行病学史及临床表现者，可按常规进行收治；如有新冠肺炎感染流行病学史，但无临床表现，按照疑似患者处理。

（四）非介入科急危重症的普通患者

尽量避免住院治疗，待疫情控制后择期入院治疗。

二、门诊防控管理

（一）患者管理

落实门诊预检分诊制度，确诊病例应立即联系本院专门隔离病房或转至当地卫生健康委指定医院进行诊治；普通患者按照常规在介入科门诊室进行诊治，发现疑似患者时组织院内专家进行会诊。

（二）医务人员个人防护

接诊医务人员严格执行防护措施，按照防护标准内容进行防护，并严格执行手卫生。

分级	标准内容
一级防护	适用于预检分诊、发热门诊及感染科门诊医务人员，穿戴一次性工作帽、一次性医用外科口罩（接触有流行病学史患者时戴 N95 防护口罩）、工作服、隔离衣（预检分诊必要时穿隔离衣），必要时戴一次性乳胶手套，严格执行手卫生
二级防护	适用于医务人员从事与疑似或确诊患者有密切接触的诊疗活动，穿戴一次性工作帽、防护目镜或面罩、医用防护口罩、防护服或隔离衣、一次性乳胶手套、一次性鞋套，严格执行手卫生
三级防护	适用于为疑似或确诊患者实施产生气溶胶的操作，如吸痰、呼吸道采样、气管插管和气管切开等有可能发生患者呼吸道分泌物、体内物质的喷射或飞溅的工作时的医务人员，穿戴一次性工作帽、防护面罩（全面型呼吸防护器，或正压式头套）、医用防护口罩、防护服、一次性乳胶手套、一次性鞋套，严格执行手卫生

（三）门诊室管理

介入科诊室保持室内空气流通；每日通风 2~3 次，每次不少于 30min；无条件者可用紫外线进行空气消毒，照射时间 1h。物表、地面应定时清洁和消毒，每日 2 次，采用 500mg/L 含氯消毒液擦拭。遇污染时及时进行消毒处理，接诊疑似或确诊病例时消毒方案参照隔离病区的消毒技术方案进行消毒处理。

三、病房防控管理

（一）新入院患者及陪护人员筛查

1. 择期入院患者

入院前医师详细询问患者流行病学史、密切接触史和有无发热、咳嗽等不适，如有新冠肺炎感染流行病学史和临床表现者医学排查后入院。

2. 未经预约平诊入院患者

将患者及陪护人员安排在通风条件好的房间，护士、患者和陪护人员均正确佩戴医用外科口罩后，再作入院评估，测体温，询问患者和陪护人员流行病学史、密切接触史和有无发热、咳嗽等不适，如有症状安排专人护送到发热门诊就诊，排除后方可入院。

3. 急诊入院患者

护士测体温，医师须询问患者和陪护人员流行病学史、密切接触史和有无发热、咳嗽等症状。陪护人员有以上症状和流行病学史，安排专人护送到发热门诊就诊，排除新冠肺炎感染；有上述症状和经历者，及时上报医院，暂收至单间隔离治疗后转感染科治疗。

（二）门禁管理

病区进行门禁管理，医务人员刷卡进出；对进入病区的医护人员、家属和陪护人员，应在病区入口处由专人用红外线测温仪测量体温，对体温≥37.3℃者直接送去发热门诊就诊。

（三）患者管理

1. 加强对住院患者和陪护人员的健康教育，例如入院宣教、病区宣传栏张贴新冠肺炎防护知识、病区门口张贴温馨提示等。

2. 严禁住院患者私自离开医院，医护人员不得同意患者请假外出。

3. 患者介入手术由介入手术室护士接送，走规定通道。

4. 患者住院期间不串病房，不聚集。

5. 住院患者如出现不明原因的发热、咳嗽、腹泻等症状，立即单间隔离，医护人员按要求做好个人防护，并立即进行院内专家会诊。

6. 及时将疑似或确诊患者转到有隔离和救治能力的定点医院或隔离病房，等候转诊期间对患者采取有效的隔离和救治措施。

7. 严格执行病房探视制度，原则上不设陪护，谢绝探视。对生活不能自理者限固定配留1人。

（四）病房管理

1. 降低病房内人员密度，禁止病房内加床。

2. 每间病房外放置快速手消毒剂。

3. 保持室内空气流通，每日通风 2~3 次，每次不少于 30min。无条件者用紫外线对进行空气消毒，时间 ≥1h。

4. 病房物表、地面应定时清洁和消毒，每日 2 次。用 1000mg/L 含氯消毒液擦拭，遇污染时及时进行消毒处理。

5. 非定点医院，应当及时将疑似患者转到有隔离和救治能力的定点医院。等候转诊期间，对患者采取有效的隔离和救治措施。患者转出后按《医疗机构消毒技术规范》对其接触环境进行终末处理。

（五）医务人员个人防护

1. 医务人员使用的防护用品应当符合国家有关标准。

2. 医用外科口罩、医用防护口罩、护目镜、隔离衣等防护用品被患者血液、体液、分泌物等污染时，应当及时更换。

3. 正确使用防护用品，戴手套前应当洗手，脱手套及隔离服后应立即流动水下洗手。

4. 接触患者血液、体液、分泌物、排泄物、呕吐物及污染物品时，应戴手套，脱手套后洗手。

5. 可能受到患者血液、体液、分泌物等喷溅时，应戴医用防护口罩、护目镜、穿防渗隔离衣。

6. 严格执行锐器伤防范措施。

7. 每例患者用后的医疗器械、器具，应当按照《医疗机构消毒技术规范》要求进行清洁与消毒。

四、介入手术室（导管室）防控管理

（一）介入导管室的管理

1. 疫情防控期间，介入导管室结合各自情况，制订疫情时期急救快速反应的防控工作预案。

2. 疫情防控期间仍实施心脏或脑血管疾病急诊介入手术并承担胸痛中心、脑卒中中心任务的介入导管室，需提前做好防控预案。对于新冠肺炎确诊（疑似）患者，原则上需在负压导管室或可在一定程度做到隔离的导管室施行手术；非新冠肺炎患者的急诊或择期手术者对导管室无硬性要求，但需保障严格的消毒措施。

3. 加强精细化管理，通过测算各临床科室介入患者的手术需求，对可调用的医疗资源及时进行合理分配和调整，保证现有医疗资源最大化地进行有效利用，可以分区域、分批次、分防护等级逐渐开放各个导管室。尽可能保护科室所有工作人员、患者和家属的安全。

（二）介入导管室的使用和维护

对于择期和急诊手术，针对不同患者应有具体的应对措施。在此期间，对非新冠肺炎确诊（疑似）患者择期介入治疗需十分慎重，要特别强调流行病学史调查，对来自疫区或有接触史者应隔离观察14d后再考虑介入手术。

（三）术前准备

1. 术者及技、护人员二级防护，患者佩戴医用外科口罩或N95口罩。

2. 常规术前准备。

3. 血管造影机C形臂和平板探测器套应定制一次性塑料薄膜套或一次性无纺布套，以免被患者血液、体液、呕吐物污染；血管机床铺双层一次性床单。

4. 核对患者信息，再次询问患者病史，测量生命体征。

（四）介入术中

1. 除术者、护士和技师外，限制其他人员进入手术间。

2. 手术护士常规进行术中配合外，应及时清理患者分泌物和呕吐物。

（五）介入术后

1. 一次性用物使用后，用双层黄色垃圾袋"鹅颈结"封口并标识清楚后送至污物通道。

2. 可复用器械用2000mg/L有效含氯消毒溶液浸泡30min后清洗，送至消毒供应中心消毒灭菌。

3. 被污染物品（如血压计袖带等）用2000mg/L有效含氯消毒溶液浸

泡 30min 后清洗、挤干，单独挂起晾干备用。

4. 术间应按照感染手术后进行终末消毒，消毒后的术间应空气净化 30min 后才能正常使用。

（六）人员防控

1. 介入导管室管理者应依据次日手术申请情况弹性排班，尽量采取每日单班制，减少交接，排班原则为在保证手术安全的前提下安排最少的工作人员。

2. 员工岗前、岗后均应检测体温是否在正常范围内，并自我评估是否符合疑似症状，体温超过 37℃ 且 2min 后复测仍超过 37℃ 的人员禁入介入导管室，进行登记并向相关负责人员汇报，嘱其进行进一步筛查或隔离。

3. 两周内有新冠肺炎确诊患者密切接触史、未防护状态接触疑似或确诊患者的人员，必须如实上报科室及感染科，并自行居家隔离。同时，需做好工作人员的心理疏导工作，减轻其心理压力。

（七）设备维护

1. 疫情防控期间，多数医院导管室停止或很少使用。因精密设备价格昂贵，仍需做好设备的保养维护工作。

2. 为了防止意外事故，设备停止使用期间须处于关机状态，但应定期进行开机检测，发现故障及时报设备科维修。

3. 设备清洁、消毒、保养方法严格按照说明书和院感消毒规范执行，不正确清洁、消毒或者清洁剂、消毒剂使用不当均会损坏设备，致使图像变差或增加电击危险；大屏幕显示器吊架仅需消毒手柄；在保证消毒效果的同时尽量缩短消毒剂的表面停留时间，保证设备安全、有效使用。

第五节 手术室防护措施

手术室是临床枢纽科室，人员复杂，是感染发生的高风险科室。洁净手术室是双刃剑，防护的好非常安全，但如果防护不到位，密闭的手术室就将成为最危险的环境。规范新冠肺炎疑似与确诊患者手术流程，降低手术过程中的医护感染风险，保障患者及医务人员安全，防止感染发生。

一、手术前准备措施

（一）人力资源调配

1. 接到手术通知后，电话了解患者病情，询问病史、接触史，明确患者情况。值班人员应向手术室护士长汇报，调配经验丰富的手术护理人员，并及时报告医院院感管理部门。

2. 严格控制参加手术人员，禁止参观人员入内，手术间内人员不得离开手术间。配备 2 名巡回护士，手术间内 1 名巡回护士，负责台下巡回工作；手术间外 1 名巡回护士，负责供应手术过程中所需物品，并负责所有参与手术人员的隔离督导；安排洗手护士 1 名，麻醉医生 1~2 名，手术医生尽量控制，原则上不超过 4 人。

（二）手术间准备

1. 安排负压手术间，术前 30min 开启净化和负压系统，使手术间处于净化和负压状态。

2. 如果没有负压手术间，应选择独立净化机组且空间位置相对独立的正压手术间或普通手术室，手术中需关闭净化系统或空调，术后进行终末消毒。

3. 精简手术间内用物，移走术中不需要的仪器设备和物品。遮盖保护表面不易清洁的物品，如键盘、设备脚踏等采用屏障保护，用防渗透铺单保护手术床垫。

4. 将手术间电动自动门改为手动模式。同时在手术间门上挂上"传染/感染手术"标识。

（三）患者的转运

1. 有条件的医院可使用负压转运车，否则专车专用，用一次性防渗透铺单保护转运车床，并做标识。手术结束后做好转运车的终末消毒。

2. 转运过程中，患者在病情允许情况下应佩戴医用外科口罩，用一次性防渗透铺单覆盖全身。同时，应有专人提前疏通转运通道，减少无关人员暴露。

3. 转运路线应遵守医院规定，转运患者从专用电梯、专用通道出入手术间，避免中途停留。

4. 转运人员应做好自身防护，要求佩戴医用防护口罩，穿防护服，戴护目镜/防护面屏、戴手套、穿鞋套等。

（四）物品的准备

1. 防护用品

应按照三级防护标准配备个人防护用品。在手术间缓冲间配备隔离衣或一次性手术衣、医用一次性防护服、护目镜、防护面屏、防水鞋套、N95防护口罩、外科手套、包头拖鞋、一次性手术帽、一次性外科口罩、速干手消毒剂、免冲洗手消毒剂等。

2. 手术用物

按照手术类型备齐手术所需，包括液体、药品、常规仪器、器械、一次性敷料包、一次性手术衣及其他卫生材料用品等，电动负压吸引器，至少配备两套；如果使用中心吸引系统，应确保其具有防倒吸装置及微生物过滤装置。

3. 污物预处理准备

黄色医疗废物专用包装袋、利器盒、含氯消毒剂、各类清洁工具、封扎带、笔、传染（感染）标记贴等。

二、手术中管理措施

（一）手术人员着装管理

所有参加手术人员，按常规要求进入手术室更衣室，换鞋→更衣→洗手→戴一次性手术帽→戴N95口罩（检查密合性）→戴护目镜→穿鞋套→手消毒到达缓冲间。

1. 手术台下人员

到达缓冲间后穿医用防护服→戴第一层手套（一次性外科手套）→戴一次性手术帽→戴医用外科口罩→穿防渗隔离衣（一次性手术衣）→戴第二层手套（一次性外科手套）→戴防护面屏→穿靴套→穿鞋套→进入手术间。

2. 手术上台人员

到达缓冲间后穿医用防护服→手消毒→戴第一层手套（无菌手套）→戴一次性手术帽→戴医用外科口罩→穿防渗隔离衣（一次性手术衣）→手消毒→戴第二层手套（无菌手套）→戴防护面屏→穿靴套→穿鞋套→进入手术间→外科手消毒→穿一次性无菌手术衣→戴第三层手套（无菌手套）。

（二）手术患者的管理

手术患者非全麻，术中在病情许可情况下应全程佩戴医用外科口罩；全麻患者应在气管插管与呼吸回路之间加装一次性过滤器。术后对麻醉机整体按照国家相关感染管理规范消毒处理。

（三）手术中操作管理

1. 手术间和缓冲间的门保持关闭状态。

2. 注意避免气管插管、负压吸引、电外科等操作产生气溶胶。

3. 手术团队应密切配合，稳、准地传递器械，传递锐器时须采用无触式传递方法，切忌忙中出错，避免血液、体液喷溅造成污染。如果发生污染应及时更换防护用品。

4. 术中抽药、给药、注射等应遵循安全注射的原则，避免发生针刺伤。

5. 巡回护士如需接触可见污染物（血液、体液、排泄物、分泌物等）时，需加戴一次性手套，用后丢弃并做手消毒。

6. 各项操作动作准确、轻柔，尽量减少对环境和物表的污染，一旦被污染应随时处理。少量污染时可用一次性吸水材料（如纱布、抹布等）蘸取 5000~10000mg/L 的含氯消毒液擦拭清除。大量污染时可用一次性吸水材料完全覆盖后用足量的 5000~10000mg/L 的含氯消毒液浇在吸水材料上，作用 30min 以后再清除干净。

三、手术后处理措施

（一）防护用品脱卸

1. 一脱区(手术间)手消毒→脱手术衣(台下人员隔离衣)及外层手套→手消毒→戴新手套→脱防护面屏→手消毒→松开靴套带子→手消毒→脱外层鞋套→手消毒→脱外层手套→手消毒→摘外科口罩→手消毒→脱一次性手术帽→手消毒→脱无菌手套→脱隔离衣→脱手套→手消毒。

2. 二脱区(缓冲间）脱防护服及手套→手消毒→摘护目镜→手消毒→脱 N95 口罩→手消毒→脱一次性手术帽→手消毒→戴一次性手术帽→戴外科口罩→更换鞋。

3. 进入更衣室，沐浴更衣后离开。

（二）患者转运管理

1. 术后麻醉复苏应在原手术间进行，复苏后由手术间外的巡回护士和麻醉医师穿戴好防护设备后护送。

2. 患者转运同术前，应根据病情决定是否佩戴医用外科口罩。

（三）手术间的处理

1. 手术间空气消毒

（1）应由手术间内巡回护士和洗手护士共同完成，包括术毕清洁消毒手术间内可见污物，整理医疗废物。

（2）关闭层流和送风，使用 3%过氧化氢或 0.2%过氧乙酸喷雾法进行密闭消毒 60min，也可采用紫外线消毒，照射时间持续 1h，或用循环风空气消毒机进行空气消毒。消毒后开启洁净系统与通风。

2. 手术间内物品表面消毒

（1）手术间内地面、墙壁消毒：采用2000mg/L含氯消毒液进行擦拭或喷洒消毒，消毒时间不少于30min。有明显的血渍等体液污染时，先用一次性吸水材料去除可见的污染物、再使用2000mg/L含氯消毒液（或75%酒精）对准血渍等沿四周向中心喷洒，作用30min后用擦拭布清洁，使用后的擦拭布按医疗废物处理。

（2）物体表面消毒：手术间物体表面（包括手术灯、手术床、各类治疗车、台面等），用2000mg/L含氯消毒液（或75%酒精）擦拭消毒，作用30min后清水擦拭干净，待表面干燥后使用。

3. 转运车：床垫拆卸后，放置于密闭的手术间内处理，转运车表面按照手术间物体表面消毒方法处理。

4. 空气净化系统：应根据医院手术室设计模式。通知层流工程技术人员，按相关规范要求对负压手术间高效过滤器和回风口过滤器进行更换，清洁消毒排风口、回风口和送风口。

5. 手术间消毒完毕后与院感科联系，对空气和物体表面进行采样监测，合格后方可进行其他手术。

（四）复用物品处理

1. 手术器械处理

应遵循先消毒、后清洗、再灭菌的原则。先在手术室使用防渗漏容器，用2000mg/L含氯消毒液（或75%酒精）浸泡消毒30min后，做好标识再送消毒供应中心处理。

2. 防护用品的处理

防护面屏、护目镜等防护用品可采用2000mg/L含氯消毒液（或75%酒精）浸泡消毒30min后，做好标识再送消毒供应中心处理。

（五）医疗废物处理

1. 手术产生的废弃物

包括医疗废物和生活垃圾均视为感染性医疗废物，应按照感染性医疗废物进行处理。放入双层黄色医疗废物袋中，"鹅颈结"逐层封口，垃圾袋内外喷洒1000mg/L含氯消毒剂，出手术间时外面再加一层黄色医疗废物袋，在包装袋外做好标识并登记交接。

2. 锐器的处理

放在利器盒中，术毕将利器盒封闭，出手术间时外面再增加一层黄色医疗废物袋，"鹅颈结"封口，在包装袋外做好标识并登记交接。

3. 废液处理

患者的排泄物、分泌物及术中产生的废液等应有专门容器收集，用20000mg/L含氯消毒剂，按1:2比例浸泡消毒2h，然后再排入污水处理系统。盛放污染物的容器可用含有效氯5000mg/L的消毒剂溶液浸泡消毒30min，然后清洗干净。

四、注意事项

1. 参与手术的人员应接受相关隔离知识培训及接诊处理流程(见附表)。

2. 术中手术间所有物品应为单向流入(即只准进入不可逆向流出)。

3. 所有人员行走路线及穿戴和脱卸防护用品必须听从现场隔离技术监督工作人员的引导，禁止在未脱卸防护用品的情况下离开手术间和缓冲间。

4. 脱卸防护用品时应动作轻柔，避免气溶胶产生、污染自身及环境。

5. 术后手术相关人员按照医院相关规定进行医学观察。

附表　手术接诊处理注意事项

接到患者手术通知

↓

电话了解患者病情,询问病史、接触史,明确患者情况,做好相应的安排

↓

转运人员穿戴防护用品(一次性圆帽、医用防护口罩、护目镜、防护服、一次性鞋套、乳胶手套),使用专用推车接患者,患者戴外科口罩

↓

接到患者后二次询问病史,测量患者体温,看是否有发热、咳嗽等症状

↓

尽量减少手术间内物品,精简参加手术人员(巡回护士内外各一名)

↓

医务人员防护:实行三级防护(一次性圆帽、一次性防护服、鞋套(建议使用长款)、医用防护口罩、双层手套罩住防护服衣袖)

↓

患者防护:非全麻者戴外科口罩,全麻者气管插管与呼吸回路间加装一次性过滤器,术后对麻醉机整体按照国家相关感染管理规范消毒处理

↓

安排负压手术间,术前 30min 开启净化和负压系统,使手术间处于净化和负压状态(最小静压差绝对值应≥5Pa)

↓

器械处理:遵循先消毒,后清洗,再灭菌的原则。先在手术室用 2000mg/L 含氯消毒液(或 75%酒精)浸泡消毒 30min,做好标识再送消毒供应中心

↓

物品处理:选用一次性辅料及物品,使用后作为医疗废物处理。覆盖患者的棉被若被血液、体液、分泌物污染,直接作为医疗废物丢弃处理

↓

终末消毒:使用 2000mg/L 含氯消毒剂(或 75%酒精)进行物表喷洒、擦拭消毒,手术间消毒后及时更换回风口、排风口及高效过滤器

↓

医疗废物处置:放入双层黄色医疗废物袋中,"鹅颈结"逐层封口,出手术间时外面再加一层黄色医疗废物袋,在包装袋外做好标识并登记交接

↓

术后手术相关人员按照医院相关规定进行医学观察

第六节　放射影像/超声检查护理防控措施

一、放射影像防控措施

（一）患者检查分区设置

1. 设置传染病疑似/确诊患者专用检查室，检查专用路线，规划检查隔离区，检查区内严格划分污染区、半污染区、清洁区。

2. 有条件者建立发热患者专用检查通道、专用检查设备、专用检查胶片及报告打印机；无条件者，发热检查在特定时间段到放射科使用专用路线进行检查。

3. 集中胸部 CT 检查者，由于无症状感染者也可能成为传染源，新冠病毒无症状感染者的管理成为放射科疫情管理的关键。

（二）不同来源患者检查管理

1. 发热门诊患者检查管理：发热门诊医师评估患者，由发热门诊专用通道陪同患者，经专用检查通道至专用检查间进行检查。

2. 门急诊普通患者检查管理：患者至放射科登记处再次测量体温，体温正常者持检查单到相应检查室检查；体温超过 37.3℃者，由专人指引患者到发热门诊就诊。

3. 住院患者检查管理：患者检查期间均应佩戴口罩，非发热患者按照预约时间在相应检查室检查。若为高度疑似/确诊患者，科室电话联系放射科，做好防护准备，由专人带领患者，经发热患者专用检查通道至专用检查间检查。

4. 报告通知与领取

（1）异常报告：发热门诊患者，放射科医师完成报告后立即通知发热门诊医师；非发热门诊患者，但胸部影像学表现高度疑似，立即需电话通知开单医师或患者所在科室。

（2）报告领取：进行分区管理，发热门诊患者胶片及报告由放射科送至发热门诊；普通患者报告至放射科打印机领取。

（三）个人防护和手卫生

1. 检查技师与护士防护：穿戴一次性工作帽、防护眼镜或面罩、一次性医用外科口罩、工作服、防护服、一次性乳胶手套、一次性鞋套，严格执行手卫生。所有人员禁止穿防护用品离开污染区。

2. 普通胸部 CT 检查室技师防护：因可能接触疑似或无症状患者，应穿戴一次性工作帽、防护眼镜或面罩、一次性医用外科口罩、工作服、隔离衣，必要时戴一次性乳胶手套，严格执行手卫生。

3. 放射科普通检查技师、护士及分诊人员：采取一般防护，穿戴工作服、一次性医用外科口罩、工作帽，必要时戴一次性乳胶手套。

4. 患者防护：根据候诊人数合理预约就诊时间，避免因长时间等待聚集；每位患者做完检查，更换一次性床单；患者和陪员需佩戴口罩，检查结束后迅速离开。

（四）消毒及处理

1. 物表及地面消毒

（1）专用机房：每日至少 4 次使用 1000mg/L 含氯消毒液擦拭检查床面、机房地面、专用检查通道、门把手、桌面、电脑等。

（2）普通机房：每日使用 500mg/L 含氯消毒液擦拭检查床面、机房地面、专用检查通道、门把手、桌面、电脑等每日 2 次。

2. 空气消毒

空气消毒机对检查机房和操作间进行 30min 消毒，普通机房每日至少 2 次，专用机房应持续空气消毒。

3. 检查后医疗废物处理

发热门诊患者或疑似患者检查后的用物均视为有感染性，以双层黄色医疗垃圾袋收集不超过 3/4 满；垃圾袋内、外层均喷洒 1000mg/L 含氯消毒液；"鹅颈式"密封后贴专用标识，做好交接后密闭转运。

二、超声医学科防控措施

1. 部分新冠肺炎患者为无症状携带者或处于潜伏期内，要求超声科护士必须具备敏锐的职业素养，在掌握超声专业知识的同时需熟知新冠肺炎的相关知识，特别是注意对疑似病例的排除，谨慎对待每一名患者，不能存有侥幸心理，做到密而不漏。合理分流控制就诊人次，避免人员聚集交叉感染。

2. 加强疫情防控宣传工作，签署疫情流行病学告知书。患者检查时必须佩戴口罩，在确定安全的情况下才可进入检查室。预约住院患者并告知诊疗流程及须知，门诊患者预约分时段进行检查进行检查。

3. 超声科室及超声诊断仪器清洁消毒，根据疫情防控标准，每日按时清洁消毒，开窗通风，超声仪器探头使用专用消毒剂擦拭消毒。

4. 防疫物资精细管理，签名按需分发，做到防护口罩、帽子、隔离衣、消毒用品合理有效利用。

5. 科室人员每日需做手卫生、穿工作服、戴口罩、帽子、医用手套。

第七节 消毒供应中心防控措施

消毒供应中心（CSSD）是医院内承担各科室所有重复使用医疗器械、器具和物品清洗、消毒、灭菌以及无菌物品供应的部门。在疫情防控期间，快速启动公共卫生事件一级响应，有效管理 CSSD，防止疫情在院内扩大是消毒供应中心的防控重点。

一、人员防控

1. 人力资源管理：建立人力资源管控登记表，对消毒供应中心所有人员外出情况进行登记，掌握其接触者，必要时居家隔离 14d；有发热、咳嗽等症状者，不得来科室工作，应及时去发热门诊就诊，排除感染的可能。

2. 建立专岗负责制：在岗人员合理排班，老中青搭配，选择科室内高年资护士或专科护士，固定专人负责回收、处理新型冠状病毒肺炎患者使用过的器械、器具等。

3. 监测体温，错峰就餐：建立体温监测登记本，人员进出监测体温，体温正常方可进入科室工作。为避免人员聚集，采用错时用餐的办法，用餐时段间隔 30min，对工作人员进行排序，按序号在相应时段用餐。用餐人员间隔 1m 以上。

4. 各区员工严格按照 WS310-2016《医院消毒供应中心标准》穿戴要求做好个人防护。

二、环境防控

1. 消毒供应中心严格执行三通道管理，人流物流不交叉，物品由污到洁不交叉、不逆流。空气流向由洁到污，采用机械通风，去污区保持相对负压，检查包装灭菌区及灭菌区保持相对正压。工作区域温度、湿度、机械通风换气次数符合要求。缓冲间设有非接触式洗手设施、干手纸、免洗手消毒液。

2. 消毒供应中心去污区，设置"特殊感染器械"处置专区，分区域单独进行处理，设立专用浸泡池和清洗消毒器，清洗及消毒剂一用一换，清洗工具及清洗消毒器一用一消毒。特殊污染器械接触的工作台面、设备及物体表面使用完后应立即消毒，用 1000mg/L 的含氯消毒液擦拭消毒，遇污染随时消毒，每日工作结束后进行终末消毒。有肉眼可见污染物时应先使用一次性吸水材料清除污染物，然后常规消毒。清理的污染物可按医疗废物集中处置。各工作区可用 1000mg/L 的含氯消毒剂进行湿式拖地，作用 30min 后用清水拖干净。每日清洁消毒 2 次，每日工作开始前和结束后各一次。若有特殊污染器械处理，则在每次特殊感染器械处理完成后增加一次清洁消毒。各工作区域空气滤网每天清洗，保证通风换气效果，必要时使用含有效氯 1000mg/L 的消毒剂浸泡。辅助区的空气消毒采用自然通风的方式每天 3 次，每次 30min 以上。

3. 保持环境清洁，做好卫生宣教，人人佩戴口罩，勤洗手。

三、工作流程防控

新冠病毒属于 β 属的冠状病毒，有薄膜，直径 60~140nm。病毒对紫外线和热敏感，56℃30min、乙醚、75% 乙醇、含氯消毒剂、过氧乙酸和氯仿等脂溶剂均可有效灭活病毒。氯己定不能有效灭活病毒。根据病毒的理化敏感特征，针对新冠病毒感染或疑似感染患者使用后的手术器械、防护用具应分类制订处理流程。

（一）回收

在消毒供应中心接收之前，医院各科室应针对特殊污染器械进行及时预处理，以防止特殊感染器械在存放和运输过程中对空气和工作人员造成再次感染。对疑似或确诊新型冠状病毒肺炎患者使用后的可复用器械、器具和物品，建议使用 1000mg/L 含氯消毒液对其浸泡 30min。

1. 回收前准备

（1）人员准备：回收人员着一次性工作帽、一次性医用外科口罩、一次性乳胶手套双层、一次性隔离衣、护目镜或防护面罩、工作鞋。

（2）用物准备：专用密闭容器或专用回收车，有明显的"特殊感染"标识，随身携带快速手消毒液和一次性乳胶手套。

（3）回收路线准备：根据医院感染防控要求设定路线，固定路线不可随意更改。

2. 物品交接

新冠病毒感染或疑似感染患者使用后的物品应及时回收，单独回收，在隔离区外交接。使用科室将双层密闭封装、捆扎好的有"2019-nCOV"标识的器械收集袋，放入专用的回收容器内，回收人员立即关闭容器，更换外层手套。

3. 返回去污区

按规定路线返回去污区，采用 1000mg/L 的含氯消毒液对回收容器和防渗漏收集袋外表面进行喷雾消毒处理。处理后交处置专员，避免污染环境。

4. 回收工具的处理

特殊污染器械的转运箱、转运车辆等固定使用，专区存放，一用一消毒。选用含1000mg/L的含氯消毒液或75%酒精擦拭消毒，作用30min后再用流动水冲洗并擦拭干净，干燥存放。

（二）清洗消毒

1. 人员防护准备

清洗消毒人员着一次性工作帽、一次性医用外科口罩、一次性乳胶手套双层、一次性防护服、护目镜或防护面罩、专用防护鞋或鞋套。

2. 清洗消毒

所有疑似或确诊新型冠状病毒肺炎患者使用后的可复用器械、器具和物品，均应先浸泡于2000mg/L的含氯消毒液中作用30min消毒，在消毒液面以下再打开塑料袋，注意管道内需浸满消毒液。后用清水冲洗干净后再按照WS310.2-2016 5.2-5.4程序处理。

耐湿热的器械、物品首选全自动清洗消毒机清洗消毒。结构复杂的器械冲洗、洗涤、漂洗后再机械清洗消毒；结构简单的器械直接采用机械清洗消毒。使用专用清洗机，观察清洗消毒机运行情况，记录运行参数；不耐湿热的器械、器具和物品用手工清洗及化学消毒剂消毒，手工清洗时一定在水面下进行刷洗并在喷溅防护罩下进行，防止液体喷溅和气溶胶污染。消毒方法为1000mg/L的含氯消毒液中浸泡30min，再用纯水漂洗干净后干燥设备。处置专区的医用清洗剂、消毒剂一用一更换，清洗工具及清洗消毒器一用一消毒。及时记录清洗消毒参数，记录应具有可追溯性。

（三）器械检查包装与灭菌

1. 采用目测或使用带光源放大镜对干燥后的每件器械、器具和物品进行检查。器械表面及其关节、齿牙处应光洁，无血渍、污渍、水垢等残留物质和锈斑；功能完好，无损毁；带电源器械应进行绝缘性能等安全性检查。

2. 包装前应依据器械装配的技术规程或图示，核对器械的种类、规格和数量；剪刀和血管钳等轴节类器械不应完全锁扣。有盖的器皿应开盖，撂放的器皿间应用吸湿布、纱布或医用吸水纸隔开；管腔类物品应盘绕放置，保持管腔通畅；精细器械、锐器等应采取保护措施。

3. 观察并记录灭菌时的温度、压力和时间等灭菌参数及设备运行状况。从灭菌器卸载取出的物品，冷却时间>30min；确认灭菌过程合格，结果应符合 WS310.3 的要求。

4. 包装外的标识应注明物品名称、包装者、灭菌器编号、灭菌批次、灭菌日期和失效日期等相关信息。标识应具有可追溯性。

（四）储存发放

1. 灭菌后的物品应分类、分架存放在无菌物品存放区。

2. 接触无菌物品前应洗手或手消毒。

3. 无菌物品发放时，应遵循先进先出的原则。

四、培训考核

1. 强化工作人员对控制疫情相关知识的学习，熟悉相关技能操作。对所有在岗人员进行新冠肺炎相关基础知识培训。根据岗位职责确定不同人员的培训内容，使其熟练掌握新冠肺炎的防控知识与技能。

2. 培训内容：应涉及国家卫生健康委员会发布的相关疫情指南、指导意见、工作通知、个人防护隔离的技术操作、卫生行业标准等。确保复用器械的无菌化及相关人员的人身安全。

3. 培训方式：疫情防控期间，依托自媒体手段开展多式多样的网络学习，既起到人员隔离的效果，也能让护士合理利用时间，安排学习。采用网上答题，自行录制操作视频上传等方式考核学习效果。

五、医疗废物管理

采用定暂存处的管理方法，新型冠状病毒肺炎患者产生的医疗废物用双层黄色垃圾袋分 2 次密闭包装，鹅颈结逐层封口。垃圾袋内外喷洒

1000mg/L 含氯消毒剂，包装袋应注明新冠肺炎，单独存放，交接登记。

抗击新冠是长期而艰难的工作，需要每个人的参与，消毒供应中心负责院内重复使用的医疗器械、器具和物品的消毒灭菌和配送，是医院感染控制的重要环节。在防控新型冠状病毒感染中，应掌握处置基本原则，建立处置专用区域，做好工作人员防护、规范处置工作流程，严格全面终末消毒，才能确保工作人员安全和医疗质量安全。

以上为各特殊科室护理防控措施和流程，通过掌握新冠肺炎的防控要点，进一步提高规范处置能力，切断传播途径，阻止新冠肺炎的传播和蔓延，确保工作人员安全和医疗质量安全。

参考文献

[1] 吴欣娟、孙红主.实用新型冠状病毒肺炎护理手册[M].北京:人民卫生出版社,2020.

[2] 国家卫生健康委办公厅.关于进一步加强疫情防控期间医务人员防护工作的通知.国卫办医函[2020]146 号.2020-02-18.

[3] 国务院应对新型冠状病毒肺炎疫情联防联控机制综合组.医疗机构内新型冠状病毒感染预防与控制技术指南(第三版).联防联控机制综发[2021]96 号.2021-09-13.

[4] 韩济生、樊碧发、李荣春等.新型冠状病毒肺炎临床防控疼痛科专家共识.[J]中国疼痛医学杂志,2020,26(04): 241-245.

[5] 国家卫生健康委.关于发布《医疗机构消毒技术规范》等 2 项推荐性卫生行业标准的通告.卫通[2012]6 号.2012-04-05.

[6] 高翠贤.SARS 期间门诊防护管理措施[G].中华护理学会.全国传染病护理学术交流暨专题讲座会议论文汇编.2005;166-167.

[7] 国家肾脏病医疗质量控制中心.血液透析室(中心)防控新型冠状病毒肺炎疫情的专家建议.2020-02-10.

[8] 中华人民共和国国家卫生健康委办公厅,国家中医药管理局办公室.

新型冠状病毒感染的肺炎诊疗方案(试行第五版)[Z].2020.

[9] 中华人民共和国国家卫生健康委办公厅.新型冠状病毒感染的肺炎病例转运工作方案(试行)[Z].2020.

[10] 中华人民共和国国家卫生健康委员会.WS/T 313-2019 医务人员手卫生规范[S].2019.

[11] 中华人民共和国建设部.医院洁净手术部建筑技术规范:GB 50333-2013 [S].北京,2013.

[12] 中华人民共和国卫生行业标准.医疗机构消毒技术规范:WS/T367-2012 [S].北京,2012.

[13] 中华人民共和国国家卫生健康委员会.新型冠状病毒感染的肺炎防控中常见医用防护用品使用范围指引(试行)(国卫办医函[2020]75号).

[14] 郭莉,高兴莲,常后婵等.疑似或确诊新型冠状病毒肺炎患者手术室感染防控专家共识[J].中国感染控制杂志,2020,5(19),385-392.

[15] 中华人民共和国卫生和计划生育委员会.医疗机构环境物表清洁与消毒管理规范:WS/T512-2016[S].北京,2016.

[16] 中华人民共和国国家卫生和计划生育委员会.WS310.1-2016 医院消毒供应中心第一部分:管理规范.

[17] 陈慧,何倩,黄浩.消毒供应中心在防控新型冠状病毒肺炎中的实践探讨[J].护士进修杂志,2020,35(10):907-908.

[18] 国家卫生健康委办公室.新型冠状病毒感染的肺炎诊疗方案(试行第5版).2020-02-04.

[19] 由娜,康博.新型冠状病毒肺炎疫情防控期间消毒供应中心的管理[J].护理研究,2020,34(5):769-771.

第九章 健康教育

普及防控知识，提高公众防控意识和能力，是预防新型冠状病毒感染的肺炎（novel coronavirus-infected pneumonia, NCIP）的重要措施之一。尤其是一些特殊人群，如孕妇、儿童和老年人，是传染病的易感人群和高危人群。因此，本章节旨在强化宣传教育，普及科学防控知识，提高全民自我保护意识，特别是孕妇、儿童和老年人，以掌握科学防范知识，进一步做好疫情的预防。

第一节 公众日常防控

一、基本常识

（一）洗手和保持良好的卫生习惯

使用肥皂或洗手液并用流动水洗手，用一次性纸巾或干净毛巾擦手。接触分泌物后（如打喷嚏后）应立即洗手。

保持良好的卫生习惯。咳嗽或打喷嚏时，用纸巾、毛巾等遮住口鼻，并及时洗手，避免用手触摸眼睛和口鼻。

(二) 增强体质和免疫力，保持环境清洁和通风

增强体质和免疫力，均衡饮食、适量运动、作息规律，避免过度疲劳。

每天开窗通风次数不少于 3 次，每次 20~30min，若户外空气质量较差通风频次和时间应适当减少。

(三) 尽量减少到人群密集场所活动并且关注症状

尽量减少到人群密集场所活动，避免接触呼吸道感染患者，若出现呼吸道症状：如咳嗽、流涕、发热等，应居家隔离休息，若发热不退或症状加重时及早到发热门诊就医。

(四) 掌握七步洗手法洗手

勤洗手可有效减少呼吸道、胃肠道和皮肤黏膜感染的风险。外出归来、饭前便后、搬动物品后、打扫卫生后都应及时用流动水和肥皂或洗手液正确洗手。

七步洗手法：内外夹弓大立腕（见图9-1）。

第一步：双手手心相互搓洗（双手合十搓五下）。

第二步：双手交叉搓洗手指缝（手心对手背，双手交叉相叠，左右手交换各搓洗五下）。

第三步：手心对手心搓洗手指缝（手心相对十指交错，搓洗五下）。

第四步：弯曲手指使关节在另一手掌心旋转揉搓，交换进行各搓五下。

第五步：一只手握住另一只手的拇指搓洗，左右手相同各搓五下。

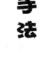

第六步：指尖搓洗手心，左右手相同（指尖放于手心相互搓洗各搓五下）。

第七步：螺旋式擦洗手腕交替进行。

图9-1　七部洗手法

（五）口罩型号的选择

在新冠肺炎流行期间，建议选择合适的口罩类型（见图9-2）。

口罩类别	适用人群和场所
一次性使用医用口罩	公众和医疗机构日常适用
医用外科口罩 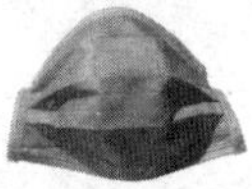	疑似病例患者，公共交通司乘人员、出租车司机、环卫工人、公共场所服务人员在岗期间佩戴
日常防护口罩(不带呼吸阀) 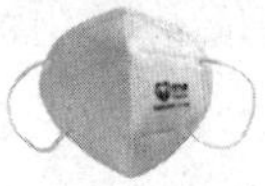	疑似病例佩戴；公众在人员高度密集场合佩戴；公众雾霾防护
医用防护口罩 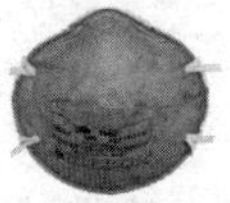	发热门诊医护人员、隔离病房医护人员、病毒实验室人员、流行病学调查人员佩戴；确诊新型冠状病毒感染患者转移时佩戴

图9-2 口罩类型

（六）正确佩戴口罩

医用口罩的使用方法（见图9-3）。

1. 深色面为医用口罩的外面，正对面部的为医用口罩的内面，口罩上端的鼻夹金属条起固定作用。

2. 分清口罩的外面、内面、上端、下端后，佩戴者在洗净双手后，将两端的绳子挂在耳朵上。

3. 用手压紧鼻梁两侧的金属条，使口罩上端紧贴鼻梁，然后拉伸口罩下端，使口罩不留有褶皱，完全覆盖鼻子和下巴。

4. 最后用手压紧鼻梁两侧的金属条，使口罩上端紧贴鼻梁，然后拉伸口罩，使口罩不留有褶皱，覆盖住鼻子和嘴巴。

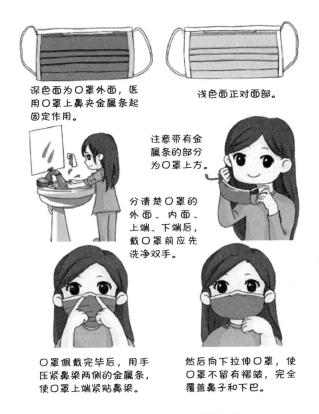

深色面为口罩外面，医用口罩上鼻夹金属条起固定作用。

浅色面正对面部。

注意带有金属条的部分为口罩上方。

分清楚口罩的外面、内面、上端、下端后，戴口罩前应先洗净双手。

口罩佩戴完毕后，用手压紧鼻梁两侧的金属条，使口罩上端紧贴鼻梁。

然后向下拉伸口罩，使口罩不留有褶皱，完全覆盖鼻子和下巴。

图 9-3 医用口罩的佩戴方法

（七）体温监测

每天早晚各测量 1 次体温，正常体温不应超过 37.3℃。接触式体温计最好专人专用。

（八）药物预防

目前针对新冠肺炎没有确切有效的抗病毒药物，切勿擅自预防性服药。

二、日常防护

（一）开窗通风

定时开窗通风，可提高室内空气质量，减少空气中病毒的残存量。户外空气质量较差时，通风换气的频次和时间可适当减少。另外，天气寒冷导致室内外温差较大时，开窗易引起感冒，老年人要注意防寒保暖。

（二）做好日常消毒工作

用浓度为75%的酒精或稀释后的84消毒液等擦拭家具、地面。由于老年人呼吸道比较脆弱、敏感，应选择刺激性小的消毒产品。酒精具有易燃性，若空气中的酒精浓度达到3%易引起火灾，所以最好选择擦拭消毒，避免大范围喷洒，且酒精消毒后应远离高温物体和明火。

（三）合理安排膳食

合理膳食、增加营养，是保证机体健康、增强免疫力、减少感染风险、促进康复的基础。应争取做到以下几点：

1. 餐餐有蔬菜，天天吃水果。

2. 喝牛奶或酸奶，经常吃豆制品，适量吃坚果。

3. 适量吃鱼、禽、蛋、瘦肉，少吃肥肉、烟熏和腌制肉制品。坚决不购买、食用野生动物。

4. 少盐少油少糖，戒烟限酒。

5. 足量饮水，每天保证7~8杯（1500~1700ml），提倡饮用白开水和茶水，不喝或少喝含糖饮料。

6. 提倡分餐和使用公筷、公勺，食物制备生熟分开、熟食二次加热要热透。

三、外出防护

（一）外出应做好防护

1. 疫情防控期间尽量避免外出，必须外出时应戴好口罩。

2. 尽量避免接触公共场所的物品。

3. 尽量避免用手接触口、鼻、眼。

4. 打喷嚏或咳嗽时，用手肘或纸巾遮挡口、鼻。

5. 见到熟人，减少近距离接触，尽量相距1m以上打招呼。从公共场所返回后，按照七步洗手法洗手。

（二）接触新冠肺炎疑似病例或确诊病例后的措施

若发现自己接触过新冠肺炎疑似病例或确诊病例，要尽快与社区卫生服务中心（乡镇卫生院）取得联系，听取医务人员的建议。

第二节　特殊人群防控

一、孕产妇防控

（一）疫情防控期间，孕妇定期行产检的情形

根据孕妇具体情况（如孕周、是否有特殊检查等）决定产检时间是否需要调整。孕早、中期如若确定正常宫内妊娠，无阴道出血、腹痛等异常情况，也无特定检查（如系统超声排畸、唐氏筛查、糖尿病筛查等），可与产科医师协商适当延后产检时间。但对于有妊娠合并症或并发症及孕28周以上妊娠晚期、妊娠过程中出现突发异常状况的孕妇，应及时电话或网络咨询妇产科医生，遵医嘱进行产检。产检前应提前预约，做好防护，并尽量缩短就医时间。

（二）孕妇居家的自我监测

孕妇居家需注意监测体重变化、胎动情况、注意有无腹痛、阴道流血、流液及分娩征兆等情况，必要时监测血压（尤其有基础疾病、血压异常者）。同时，孕妇还要注意每日监测体温、观察有无新型冠状病毒肺炎可疑症状，如出现发热、咳嗽、咽痛、胸闷、呼吸困难、乏力、腹泻、肌肉酸痛等状况，应及时就医。

（三）孕妇到医院就医的自我防护

如需就医，孕妇应提前预约，错峰就诊，避免集中候诊，尽量缩短就医时间。孕妇和陪同人在途中及医院均应全程正确佩戴口罩。

进入医院时应配合护士进行体温测量和流行病学调查。如果孕妇出现发热等症状，建议直接去发热门诊就诊，遵医嘱进一步检查。

孕妇应做好自身防护，离家后需要全程正确佩戴一次性医用口罩，外出就医时尽量避免乘坐公共交通工具。注意防寒保暖，避免感冒，随身携带免洗洗手液或消毒湿巾，保持手卫生。

此外，孕妇在接触医院门把手、门帘、医生白大衣等医院物品后，应尽快进行手部消毒。手消毒之前不要接触口、鼻、眼。在医院和路上和他人尽量保持 1m 以上距离。且尽量减少在医院停留的时间。

离开医院后，需尽快消毒双手。返家后，妥善处理佩戴过的口罩，及时更换衣物，洗手洗脸。

（四）缓解疫情防控期间孕妇心理压力

疫情高发期间，孕妇发生焦虑和抑郁的风险增加。可采取以下方法，缓解疫情防控期间孕妇的心理压力。

1. 孕妇应合理关注疫情，从正规渠道了解疫情和相关防护知识，减少因频繁接受各种渠道信息和报道而带来的恐慌、担忧和焦虑。

2. 多和亲人、朋友、同事等通过电话或网络等方式沟通，倾诉内心感受，互相安慰、鼓励，获得心理支持。

3. 在科学的防护的前提下尽量保持正常生活和工作，保证营养和运动，以维持正常情绪；还可以通过听音乐、绘画、阅读等方式，转移注意力，缓解心理压力。

4. 处于隔离期间的孕妇应正视自身情况，接纳自己出现的不良情绪，并正视和接纳身处的隔离环境。

5. 自我心理调适困难时，可通过咨询心理干预机构或网络渠道，寻求专业帮助。

（五）妊娠期新冠肺炎治疗对胎儿的影响

对于确诊感染新型冠状病毒的孕产妇，要严格在医生的指导下进行治疗。根据现有经验，大多数抗病毒药物对妊娠期孕妇是相对安全的，医生会根据孕妇和胎儿情况，全面考虑，审慎用药。

（六）疫情防控期间孕妇获得支持的来源、方式

在疫情高发期间，家人尤其是丈夫的支持，对稳定孕妇心情、顺利度过特殊时期有很大帮助。

1. 丈夫及家人应调整好自我情绪状态，合理安排生活日程，保证孕妇营养和休息，帮助孕妇增加信心和安全感。

2. 丈夫及家人及时了解可靠的信息与防护相关知识，帮助孕妇缓解焦虑、恐慌的心理状态。

3. 丈夫及家人提醒并协助孕妇做好体温、血压、体重及胎动等情况的监测，密切关注孕妇有无异常情况。

4. 丈夫及家人应接纳孕妇当前的情绪反应，并与孕妇多沟通，增加感情交流。

5. 如孕妇需要就医，陪同者应做好准备，事先联系医院，并在陪同过程中做好孕妇和自身的防护。

6. 如孕妇情绪经各种调整仍不缓解，应积极帮助孕妇联系心理干预机构的咨询热线或网络，寻求专业帮助。

（七）妊娠合并新冠肺炎的应对办法

目前还没有足够的证据显示新型冠状病毒感染有母婴垂直传播的风险，也尚无证据显示病毒本身对胚胎及胎儿是否有危害。如为孕早期感染，出现38.5℃以上的持续高热对胚胎组织有一定危害，需要特别关注。

如若孕妇确诊新冠肺炎，应由多科会诊，综合包括孕周、疾病严重程度等患者的具体情况，决定是否继续妊娠。

（八）疫情防控期间，孕妇需要尽快就医的情形

孕妇出现如发热、乏力、干咳、鼻塞、流涕、咽痛、腹泻等可疑症状，且本人14d内有疫情高发区旅居史或与确诊病人有密切接触史，应去指定医疗机构尽快就医。

此外，孕期出现异常情况（头晕头痛、视物不清、心慌气短、血压升高、阴道出血或流液、异常腹痛、胎动异常等）或有分娩征兆时应及时就医。

（九）孕妇出现异常情况时就诊医院的选择

如孕妇因发热就诊，首诊应去医院的发热门诊排查。

如因产科情况就医，除紧急情况外，尽量选择建档医院。就诊前做好预约和准备，尽可能缩短就医时间。注意做好防护，减少就诊陪同人员。

（十）疑似或确诊新冠肺炎孕产妇分娩后的应对办法

建议婴儿出生后至少隔离14d，此期间不推荐直接母乳喂养，进行人工喂养以保证婴儿的营养需要。建议母亲定期挤出乳汁，保证泌乳，母亲积极配合新冠肺炎的调查或治疗，直到排除感染可能或治愈新冠肺炎后，方可进行母乳喂养。

（十一）疫情防控期间产妇进行产褥期后复查的应对办法

对于孕期及分娩期正常且产后也未发生异常情况的产妇，可以通过网络电话和医生商议，产后复查时间可适当延长。

如有孕产期合并症、并发症未恢复或有自觉症状者（如血压高、重度贫血等），应在科学防护下遵医嘱规范进行产后复查，以便医生了解疾病状况，及时处理。

产后42d内如出现发热、晚期产后出血、腹痛等异常情况，应在做好防护的前提下及时就医。

二、儿童防控

（一）儿童佩戴口罩的注意事项

1. 儿童在佩戴前，需在家长帮助和指导下，理解和掌握正确使用口罩防护的方法。

2. 家长应随时关注儿童口罩佩戴情况，如儿童在佩戴口罩过程中感觉不适，应及时调整或停止使用。

3. 因儿童脸型较小，与成人口罩边缘无法充分密合，不建议儿童佩戴具有密合性要求的成人口罩。

4. 对小于1岁的孩子，主要是以被动防护为主，即靠父母、家人、看护人的防护来间接保护孩子。

5. 看护人自己应戴好口罩，不对着孩子打喷嚏、呼气。咳嗽和打喷嚏时，要用纸巾或手肘捂住口鼻，使用过的纸巾及时丢弃，并洗手消毒。

6. 看护人在接触儿童餐具、玩具、日常生活用品等物品前，或与儿童交流玩耍前，一定要洗净双手。

（二）儿童日常生活中的注意事项

1. 尽量减少儿童外出，尤其是去人群密集的公共场所和密闭空间。如需外出，家长要为孩子做好防护，如戴好口罩等。尽量不乘坐公共交通工具，叮嘱儿童和他人保持 1m 间距以上。

2. 用餐时家长不跟孩子共用餐具。给孩子喂食时，不用嘴吹食物，也不用嘴尝食物后喂给孩子，更不要用嘴咀嚼完食物再喂给孩子。

3. 保持孩子手部清洁，孩子的物品、玩具和餐具要定期消毒。

4. 与孩子玩耍或接触孩子之前一定要洗净双手，保持手卫生。

5. 回家后及时脱掉外衣，洗手以后再接触孩子。

6. 家里应定期通风，一般每天通风 2~3 次，每次 20~30min。通风时要把孩子移出通风区域，可以逐间房间分别通风。

7. 如果家长出现可疑症状（发热、咳嗽、咽痛、胸闷、呼吸困难、乏力、恶心呕吐、腹泻、结膜炎、肌肉酸痛等），应及时就医。

8. 保障儿童的营养和睡眠，为孩子安排丰富有趣的家庭游戏和锻炼，提高儿童的身体抵抗力。

（三）疫情防控期间带孩子外出时的应对办法

1. 首先，家长尽量避免带孩子外出，不去室内游乐场、商场儿童玩具区等公共娱乐场所。

2. 如必须外出，尽量去户外通风、空旷的场所，并做好防护，包括正确佩戴口罩，戴好手套，不接触公共设施设备表面等。最好随身携带一次性消毒液，不与他人近距离接触或交谈，并尽量缩短逗留时间。不在公共场所吃喝或脱掉衣物、手套等。

3. 回家后及时脱去外套，洗净双手。可再次使用的口罩，应悬挂在洁净干燥通风处，或将其放置在清洁、透气的纸袋中，做好手套等物品消毒。

（四）疫情防控期间儿童的疫苗接种

1. 家长关注当地儿童预防接种门诊的工作动态，和预防接种门诊医生沟通孩子的具体情况，建议单独预约，分散接种。

2. 新生儿首针乙肝疫苗和卡介苗，应按照国家免疫规划程序在助产机构及时接种。乙肝表面抗原阳性母亲所生新生儿的第 2 剂和第 3 剂乙肝疫苗，建议与接种单位预约后及时接种。

3. 狂犬疫苗、破伤风疫苗等用于暴露后预防的疫苗，无论是否处于疾病高发地区，需按疫苗接种程序及时接种。

4. 如所在社区发生社区传播性疫情，可暂停除上述 4 种疫苗以外的其他疫苗接种，并需注意在疫情结束后及时为儿童尽早补种。

5. 如果所在社区未发生社区传播疫情，则可根据所在地卫生行政部门或疾控机构具体要求及接种单位的时间安排选择接种。

（五）儿童在接种疫苗或就医时防护的注意事项

1. 在疫情流行期间，应减少儿童去医院就诊的次数，如果遇到家长无法处理的情况，尽量选择儿童医院或者综合性的医院儿科门诊，减少在成人门诊或呼吸科接触病人的风险。

2. 通过提前预约门诊号等方式减少在医院的逗留时间。如果只有普通急诊，带上孩子所需物品，为儿童做好防护措施，如协助儿童佩戴儿童口罩、及时进行手消毒等。

3. 候诊时尽量带着孩子在通风处等待，和其他候诊人保持 1m 以上的距离，同时注意孩子的保暖情况。

4. 家长和孩子应全程正确佩戴口罩。就医期间家长和孩子尽量不要触摸医院的物品，去公共场所或触摸公共设施后要注意洗手，避免用手揉眼睛和口鼻。家长应协助儿童使用免洗消毒液，及时清洁孩子双手。

（六）慢性病儿童定期复查的应对办法

1. 在新冠流行期间，慢性病患儿复查是否可以改期一定要遵循主治医生对患儿病情的评估，切不可擅自做主。

2. 如果医生可以通过线上形式和家长沟通，做好患儿疾病的监测、疗效的判定并保持治疗的延续性和有效性，可以减少到医院就诊的次数。如若病情不允许，或出现异常改变甚至恶化，则应及时就诊。

3. 就诊时，患儿和家长均应做好防护，尤其是应全程戴好口罩、不乱摸、不用不洁净的手触摸眼、口鼻等。

4. 如若条件允许，可选择就近医疗机构进行一些必要项目的检查，然后将检查结果通过线上途径发给主治医生，以指导后续治疗。

（七）疫情防控期间儿童心理状况的防护

1. 家长在儿童面前不观看疫情相关新闻报道，避免疫情相关新闻加重儿童的恐惧情绪。

2. 家长应与儿童一起保持作息规律，有计划、有意识地安排学习、室内锻炼、家务劳动、亲子游戏等，增加儿童的安全感。

3. 家长用孩子最容易理解和接受的方式（如绘画、卡通视频），解释孩子对疫情的相关疑惑和问题，有助于儿童理解病毒、生病防护等概念。

4. 家长保持情绪稳定，及时觉察并调节自己的焦虑、恐惧，在孩子面前尽量呈现出稳定、积极且有力量的精神面貌。

5. 家长鼓励孩子表达情绪，保持足够的耐心聆听，允许孩子哭泣和表达恐惧情绪，帮助他认识到害怕和恐惧是正常的情绪反应，并通过绘画等方式帮助孩子表达内心的感受，舒缓不良情绪。

（八）儿童新冠肺炎、流行性感冒和普通感冒的鉴别要点

1. 新冠肺炎的临床表现与流行性感冒、普通感冒没有明显不同，对于普通群众，仅通过症状识别这三种疾病比较困难。

2. 如存在以下 3 种情况之一，需做好患儿和家庭成员的预防措施，根据病情及时就医：

（1）近 14d 内曾接触过疑似或确诊新型冠状病毒感染的病例；

（2）居住社区有疑似或确诊病例报告，且曾在无防护的条件下去过公共场所、乘坐过公共交通工具；

（3）家人中出现类似可疑症状。

（九）儿童腹泻与新冠肺炎的鉴别要点

腹泻只是新冠肺炎可能出现的一种临床症状，如需鉴别诊断需进行实验室检查。现在新型冠状病毒肺炎儿童病例数量有限，目前已经确诊的病例主要症状包括发热、咳嗽、乏力，也可以有呕吐腹痛、腹泻等症状。儿童腹泻，家长应考虑是否存在其他常见病因，如腹泻合并新型冠状病

毒感染肺炎的可疑症状，家中出现可疑症状或确诊病例，推荐就医检查。

三、老年人防控

（一）老年人应对疫情的注意事项

面对疫情，老年人要保持警惕，科学防控，做自己健康的第一责任人。

1. 尽量不出门，不去人群聚集的地方，减少接触病毒的机会，从传染途径上切断一切可能，必须外出时做好防护。应主动接种疫苗，接种疫苗后仍要做好自身防护。

2. 给自己制订一个新的健康时间表，规律作息，保持良好的个人卫生习惯。

3. 通过官方媒体了解权威信息，不轻信、不传播非方渠道的信息，避免不必要的恐慌。

4. 保持良好的情绪，与家人多聊天交流，与亲属、朋友通过手机、互联网等沟通交流，互相关爱、支持。

5. 如果感到恐惧、焦虑，可通过向家人诉说、放松训练等进行排解；如果负面情绪得不到改善，可以通过互联网或拨打心理援助热线寻求专业帮助。

（二）老年人佩戴口罩的注意事项

1. 老年人正常外出时选择一次性医用口罩即可，回家之后将口罩置于干净、通风的地方，可以重复使用。如果出现脏污、变形、损坏、有异味时，应及时更换。

2. 不建议老年人使用 N95 或 KN95 等防护口罩，由于具有强密闭性，呼吸阻力较大，长期佩戴后可能出现缺氧而导致的胸闷、气短、憋喘等呼吸困难症状。

3. 有慢性肺病、心脏病的老年人应在医生的专业指导下佩戴口罩。

（三）老年人日常消毒的注意事项

老年人呼吸道比较脆弱、敏感，应选择刺激性小的消毒产品，优先使用浓度 75% 的酒精棉片擦拭。熏醋达不到消毒效果，且可能引发呼吸道不适，不建议老年人尝试。

（四）老年人膳食的注意事项

老年人免疫功能减弱，慢性病等基础性疾病的患病率高，是传染病的易感人群。老人在日常加强膳食的基础上，更应该遵守膳食原则。

高龄和体弱消瘦的老年人，可在三餐基础上进行 2~3 次加餐，选用牛奶、鸡蛋、面包、糕点、水果等。

（五）老年人锻炼的注意事项

适当锻炼身体，不要做剧烈运动。适合老年人的锻炼方法有广播操、太极拳、八段锦等。通常每次锻炼时间以 30~40min 为宜，每周锻炼 4~5 次，运动前要做好充分的准备活动。体能较差的慢性病老年人可以进行短时间、多组间歇运动。组间有充分休息，运动后以感到微微出汗，稍有疲劳为宜。

（六）慢性病老年人自我管理的注意事项

冬春交替季节的温度变化较大，要注意保暖，尽量避免感冒。

无论是居家还是在养老机构都要规律服药，不轻易自行换药或停药，有身体不适要及时告知家人或养老机构工作人员。有条件的可通过检测血压、血糖、呼吸状况、体重等方式观察慢性病老年人身体状况，注意有无用药不足或过量的表现，以及药物不良反应（特别是体位性低血压、低血糖），预防跌倒。

老年人常用药物可通过委托取药、代购等方式解决。尽量减少去人群密集的场所，减少感染风险。

（七）疫情防控期间老年人非急性病症的处理

慢性基础疾病（高血压、糖尿病等）、皮肤病、一般过敏、轻微扭伤擦伤、普通牙科治疗、常规康复等，可采取联系上门诊断或远程问诊等方式保守治疗，不建议外出就医。

（八）老人出现感冒症状的处理

出现咳嗽、咳痰、咽痛、头痛等症状且无加重，没有流行病学史的老年人，即出现症状前 14d 内，没有去过疫情高发区及周边地区（包括其他有病例报告社区），无与疑似病例或确诊病例的接触史，可按一般感冒治疗，暂不外出就医。

出现急性发热，如确无流行病学史，可先自我隔离观察，按一般感冒发热进行治疗，同时咨询相关医疗机构，必要时及时就医。

（九）老年人外出就医的注意事项

老年人如必须外出就医，就医前自己或家人可先通过电话了解就诊医院情况和就诊流程，做好预约并尽可能减少在医院的逗留时间。尽量选择离家近、能满足需求且人比较少的医院。只做必须的、急需的医学检查和治疗。

（十）老人出现急危重症情况的处理

老年人一旦出现慢性病急性加重或突发急病，应当立即拨打120急救电话就医。

（十一）老年人出现新冠疑似症状的处理

老年人出现新冠肺炎可疑症状（如发热、干咳、乏力、鼻塞、流涕、咽痛、腹泻等），不排除有流行病学史的，应当立即执行隔离观察，并及时送医疗机构排查。在就医过程中要注意以下几点：

1. 到定点医院就诊。

2. 就医全程佩戴口罩。

3. 避免搭乘公共交通，呼叫救护车或使用私人车辆，同时尽量打开车窗保证空气流通。

4. 时刻保持呼吸道卫生和双手清洁，与他人保持距离至少1m。

5. 就医时，老年人和家属应如实详细讲述患病情况和就医过程，尤其是应告知医生近期的疫情高发区的旅行史和居住史、与新冠肺炎患者或疑似患者的接触史等。

（十二）老年人确诊新冠肺炎后的自我应对

老年人确诊新冠肺炎后、应主动前往定点医院积极配合治疗，治愈出院后，应继续隔离14d，遵医嘱按时到医院随访、复诊。

痊愈后，严格做好日常自身防护，保持良好的心态和健康的生活方式，理性对待新冠疫情，保持积极健康的心态。

参考文献

[1] 中国健康教育中心.新型冠状病毒肺炎健康教育手册(第二版)[M].北京:人民卫生出版社,2020:12-34.

[2] 中国疾病预防控制中心妇幼保健中心.孕产妇和儿童新冠肺炎防控手册[M].北京:中国人口出版社,2020:1-24.

[3] 国家卫生健康委老龄健康司.老年人新型冠状病毒肺炎防护问答[M].北京:中国人口出版社,2020:1-20.

[4] 国家卫生健康委员会.重点场所重点单位重点人群新冠肺炎疫情常态化防控相关防护指南(2021年8月版)[Z].2021-8-11.

第十章　中医护理在新冠肺炎治疗中的应用

祖国医学历经数千年的发展，对中华民族的健康与繁衍做出了巨大贡献。伴随着几千年的发展历程，形成了内、外、妇、儿等多个学科。同时，也形成中医药防治传染病的体系。早在春秋战国时期成书的《黄帝内经》就对传染病有了深刻的认识，后世在《伤寒杂病论》与《温病学》基础上，形成各种学术流派，构建了较为完善的预防和治疗体系，积累了丰富的临床经验。新型冠状病毒肺炎中医综合治疗及护理疗效显著，可以提高患者的治愈率，改善患者症状，有较高的临床应用价值。

第一节　中医护理在疑似/确诊患者中的应用

一、概述

（一）新冠肺炎与温病

祖国医学部虽无"新冠肺炎"病名，但根据新冠肺炎发病具有传染性及流行性等特点，属祖国医学中"疫病"范畴。

自春秋战国至明清时期，以及近现代以来，祖国医学在对温病的预防、诊断、治疗以及预后等方面都产生了重要的影响。《黄帝内经》首次提出温病病名，如《素问·热论》《素问·刺热篇》《素问·评热病论》《灵枢·热病》等多篇原文与温病关系密切。东汉医家张仲景在当时特殊的社会环境下（瘟疫爆发），撰成《伤寒杂病论》一书，在其著作中，张仲景论述了温病初期热象偏盛的临床特点，所创立的六经辨证，对后期温病卫气营血辨证以及三焦辨证的创立具有重要的导向作用。《伤寒杂病论》虽未明确提出温病如何具体治疗，但其所述的清热、攻下、养阴等治法及方药，均可用于对温病的治疗，为后世医家的研究奠定了良好基础。东晋医家葛洪在其著作《肘后备急方》中曰"岁中有疠气，兼夹鬼毒相注，名曰温病"。隋代医家巢元方在《诸病源候论》中亦云"人感乖戾之气而生病"。金元时期温病学理论迅速发展，金朝医家刘完素提出"六气皆从火化"的观点，为温病寒凉清热为主的治疗学奠定了理论基础。元代医家王安道认为应该将温病的病因病机、治疗与伤寒明确区分，主张以清里热为主，从而将温病从伤寒体系中分离出来。明清时期各医家对温病学理论进行深入探究，在病因病机、辨证、诊断及治疗方面形成了较为完善的理论体系。明代医家吴又可编著了第一部温病学专著《温疫论》，对瘟疫的病因提出了新的见解，明确提出瘟疫是"戾气"所致，其传染性强、病情严重者，又称之为"疠气"。清代医家叶天士所著《温热论》，创立了卫气营血辨证体系，阐述了温病病因病机变化及辨证规律，进而真正使温病从伤寒体系中分离。吴鞠通编撰《温病条辨》，倡导三焦辨证，从而形成了以卫气营血辨证与三焦辨证为核心的温病辨证论治体系。此外，《温病条辨》还论述了多种常见温病的病因病机及诊断治疗方法，根据其各种治法特点，创制总结出一系列治疗方剂，如"银翘散""桑菊饮""清营汤"等，使温病学的发展趋于成熟与完善。近现代，经不断发展，温病学更具系统性、规范性、科学性。温病学理论及防治经验在治疗急性感染性疾病，如 SARS、乙型脑炎、甲型 H1N1 流感以及新冠肺炎取得了较好的疗效。

（二）新冠肺炎中医概述

1. 中医定义

新冠肺炎在中医学可归属于瘟疫类温病"疫病"。它是由"戾气"引起的一类具有强烈传染性的温病，发病急剧、病情险恶、复杂多变。

2. 发病特点

（1）特异性：温病是由特异的致病因素"温邪"引起。温邪包括风热病邪、暑热病邪、暑湿病邪、湿热病邪、燥热病邪、温热病邪、温毒、疠气等。温邪的特异性体现在从外侵袭人体，温热性质显著，易消耗人体阴津，不同的温邪大多具有特定的侵犯部位。

明代医家吴又可根据前人的论述，结合温疫大流行的特点，认为温疫的发生原因是六淫之外的一类物质，并将其称为"戾气"，因其致病物质"种种不一"，又称之为"杂气"。其中致病最严重者称为"戾气"，突出了温邪致病因素的特异性，在现代病原微生物学诞生之前，这是一个重大的创见。但在临床实践中，仍需按温邪来辨证求因，审因论治。有专家认为此次新冠肺炎发生的原因是六淫之外的一类致病物质"戾气"，从外侵袭人体，消耗人体阴津。

（2）传染性：大多数温病具有不同程度的传染性，在此次新冠肺炎疫情中表现明显。新冠肺炎之所以具有传染性，主要取决于其病邪的性质、毒力和人体对病邪的反应。"正气存内，邪不可干"。虽没有大量证据表明，但此次新冠肺炎疫情初期，中老年人感染率呈上升趋势，正突出了中老年患者正气虚弱的病机特点，从而导致传染性大幅增加。

传染在古代又称染易，最早见于《素问·刺法论》："五疫之至，皆相染易"。"易"，即移的意思，染易即指温邪可在人群中移易。正如巢元方《诸病源候论》中曰："人感乖戾之气而生病，则病气转相染易，乃至灭门，延至外人"。其后刘完素《伤寒标本法类萃》称为"传染"。吴又可把通过空气传染的称为"天受"，通过直接接触感染的称为"传染"。《温疫论》云："邪之所着，有天受，有传染。"吴又可当时已认识到源于患者的病邪，可通过口鼻或直接接触等途径传染给其他人。

此次新冠肺炎主要以呼吸道飞沫传播和密切接触传播为主，也有粪-口传播和气溶胶传播的风险。传播范围广，传染性强，经流行病学调查发现，人与人之间的密切接触将增加感染风险。

（3）流行性：流行性是指温病发生后，温邪在人群中连续传播，引起程度不等的蔓延、扩散，新冠肺炎亦是如此。传染性疾病的流行过程必须具备传染源、传播途径及易感人群三个基本环节。新冠肺炎传染源主要是新冠肺炎感染的患者以及无症状感染者，传播途径较多，人群普遍易感。因此，具备以上条件，易在人群中引起流行。

这在古代称为"天行"或"时行"，例如宋代庞安常《伤寒总病论》说："天行之病，大则流毒天下，次则一方，次则一乡，次则偏着一家。"指明了流行有大流行、小流行和散发的不同。吴又可《温疫论》也有盛行之年、衰少之年、不行之年等有关温病流行程度的论述。盛行之年是在较大范围的流行，衰少之年是在较小范围的流行，不行之年指当年没有温疫流行。吴氏还论述了同一种温病在散发与流行时其临床表现及治疗方法是基本相同的。其曰"其时村落中偶有一二人所患者虽不与众人等，然考其证，甚合某年某处众人所患之病纤悉相同，治法无异，此即当年之杂气，但目今所钟不厚，所患者稀少耳。"

决定温病的流行程度及范围的因素是多方面的，有疾病本身的因素，也与社会因素，自然因素等密切相关。此次新冠肺炎具有极强的传染性，自 2019 年 12 月中旬从武汉开始数例发病，到 2020 年 1 月底全国数以万计发生，突出了此次新冠肺炎流行程度的多样性。

（4）季节性：大多数疫病具有在特定季节条件下发生及流行这一特性，一年四季的气候及变化不同，形成的病邪各具特性。在不同的季节，不同的气候条件的影响下，人体的反应性及抗病能力也有所不同。疫病的病邪性质有温热和湿热两大类，温热类多发于冬春季节，湿热类多发于夏秋季节。此次新冠肺炎发生于冬春季节，患者症状以发热、恶寒、乏力、呼吸困难、气短、喘息、气促为主，因此与温热证候更为符合。临床研究也表明，在病程上，轻症患者恢复极快。但根据武汉疫情发生时的气候环境，亦有医家认为该疾病以"湿"为主要表现。

（5）地域性：温病的发生与流行常表现出一定的地域性。不同的地域特点均会对温邪的形成和致病产生不同的影响。我国自 2019 年 12 月疫情出现以来，武汉地区虽已入冬，但气温却始终在 15℃以上，降雨量也异常增加，阴雨连绵，故而湿邪久蕴，非时热邪与湿邪交杂化为疫气，染疫者众多且病情较重，病位多在上焦。叶天士在《温热论》中指出："温邪上受，首先犯肺，逆传心包。"吴鞠通则在《温病条辨》中指出："凡病温者，始于上焦，在手太阴。"从武汉市病例来看，入院时发热多恶寒少，可见干咳、肌肉酸痛、头痛，腻苔接近半数，考虑多为湿困肺卫的表证。湿邪最易困脾伤中，故纳呆者比例与咳嗽相当，超过三成患者出现便溏。距武汉疫情发生已过月余，处于华北地区的天津市才出现首例，疾病初起，湿邪较重，郁闭玄府，正邪交争，故而发热以低热多见，而在西北地区，通过对甘肃地区新冠肺炎患者进行观察与总结，发现轻型和普通型病例较多，重型和危重型病例较少，患者初起表现为轻咳无痰、打喷嚏、低热、乏力、胸闷等，部分患者无症状。

二、病因与病机

国家卫生健康委员会发布的《新型冠状病毒肺炎诊疗方案(试行第三版)》首次明确了本病属于"疫病"范畴，因感受疫疠之气，病位在肺，基本病机特点为湿、热、毒、瘀。在试行第四版中将病因更改为"寒湿"之邪。在试行第六版中则认为病因可存在"寒湿"与"湿热"的不同属性，颁布的试行第七版中医部分对病因属性并未做新的调整。颁布的试行第八版中仍提出本病属中医"疫"病范畴，病因为感受"疫疠"之气。武汉疫情首发，正值冬季，且阴雨连绵不断，气候阴冷潮湿，在阴霾冷雨的湿性环境下，自然界容易形成外湿邪气，人体易受到环境影响而产生内湿，为瘟疫疠气的产生创造了有利条件。此外，根据对湖北以外地区患者的症状进行分析，发现其中症状高度一致、舌象相似、主要证型相近，因此，有学者均认为寒湿疫毒为新冠肺炎的主要病因，以"湿"为主。同时，也有医家认为新冠肺炎的病邪为"温热浊毒"，此"浊"主要为痰浊，主要原因是有医家发现新冠肺炎早期患者尚未并发细菌感染时多为干咳，晚期合并细菌感染则可见咳吐黄痰之象。因此，痰浊主要体现在新冠肺炎病程后期，审证求因，新冠肺炎主要病因为"湿"类性质的疫毒，可称之为"湿毒疫"，而湿毒无论寒化还是热化，则取决于湿毒与人体正邪交争的反应状态，特别是人体正气的强弱、感邪的轻重。《温疫论》曰："疫气者亦杂气中之一，但有甚于他气，故为病颇重，因名之疠气。"如正气相对充足，感邪较轻，则不一定发病，即使发病也较为轻浅；如元气亏乏，感邪又重，则为病深重。如《医学原理》所说："夫瘟疫之病，乃天地不时之疫气……若体气壮盛之人感之浅者，轻而易疗，若元气虚败，感之深者，重而难愈。"因此，正气不足，抗病能力低下，又是其发病的内因。另外，发病轻重与疠气致病力强弱有关，若致病力强者，无论体质强弱，一经感染即可发病，即《温疫论》所谓"无论老幼强弱，触之者即病"。

　　此外，不同地域不同时段的六淫邪气是本病发生的重要诱因，新冠肺炎病情发展具有一定阶段性，在临床辨证论治中易于观察，因此分期诊疗疗效明显，初期疫邪从口鼻而入，首犯于肺，病位以肺为主，以发热、干咳、乏力为主要表现，邪入气分，邪正相争则发热；干咳乃疫邪犯肺，肺失宣降，并伤津液；乏力为疫邪伤正之象；舌苔厚腻属邪气影响水液代谢，气化失常，壅聚成湿，上犯舌面，或患者素体湿盛，遇客邪后，内外相引而成。因此，初期多为湿困肺卫，或寒湿内阻。进展期疫邪壅肺，肺气郁闭，邪正剧争，津液大伤而见高热、咳喘、口渴，痰热停聚，肺气不利，故见咯痰、胸闷。同时，病邪不退，可从上焦发展至中焦，出现大便不通，肺与大肠相表里，肺气郁闭，气机不降，肠腑不通。《温病条辨》记载"阳明温病，下之不通，其证有五……喘促不宁，痰涎壅滞，脉右寸实大，肺气不降者，宣白承气汤主之"。进展期病证变化较为复杂，是邪正相持阶段，可见津气损伤加重、痰热互结，上中焦同病，可出现湿热相兼、湿重于热、湿热并重。危重期由于疫邪盘踞而致肺气大伤，肺不主气，化源欲绝，清气难入，浊气难出，血行不利，热邪内陷，闭阻心包机窍。进一步发展即可见内闭外脱而亡。危重期邪气迅速发展，弥漫三焦，导致全身多脏腑受累，五脏之气阴已被耗竭，宗气已无主持之能。恢复期时为邪少虚多，邪气大部分退去，出现阴伤或余邪未尽，阴伤以气阴两虚、肺脾气虚为主。

因此，对于新冠肺炎的病机特点主要为"湿、毒、痰、闭"，此外亦有"热""虚"，湿毒淫肺、壅肺、闭肺贯穿全程。

三、中医分期以及辨证论治

新冠肺炎治疗强调早诊断、早治疗，以防邪气内陷、正气大衰，形成病情危重难治的局面。因此，应强调辨证的重要性，从而大幅度提高临床疗效。

医学观察期：

临床表现：

1. 乏力伴胃肠不适

推荐中成药：藿香正气胶囊（丸、水、口服液）。

2. 乏力伴发热

推荐中成药：金花清感颗粒、莲花清瘟胶囊（颗粒）、疏风解毒胶囊（颗粒）。

临床确诊期：

清肺排毒汤。适用范围：结合多地医生临床观察，适用于轻型、普通型、重型患者，在危重型患者救治中可结合患者实际情况合理使用。

基础方剂：麻黄9g、炙甘草6g、杏仁9g、生石膏15~30g（先煎）、桂枝9g、泽泻9g、猪苓9g、白术9g、茯苓15g、柴胡16g、黄芩6g、姜半夏9g、生姜9g、紫菀9g、冬花9g、射干9g、细辛6g、山药12g、枳实6g、陈皮6g、藿香9g。如有条件，每次服药后可加服大米汤半碗，舌干津液亏虚者可多服至一碗。（注：如不发热者则生石膏用量小，发热可加大生石膏用量）

（一）轻型

1. 寒湿郁肺证

临床表现：发热、乏力、周身酸痛、咳嗽、咳痰、胸闷憋气、纳呆、恶心、呕吐、大便粘腻不爽。舌体胖有齿痕、质淡红或淡白、脉濡或滑。

推荐处方：生麻黄 6g、生石膏 15g、杏仁 9g、羌活 15g、葶苈子 15g、贯众 9g、地龙 15g、徐长卿 15g、藿香 15g、佩兰 9g、苍术 15g、云苓 45g、生白术 30g、焦麦芽 9g、焦神曲 9g、焦山楂 9g、厚朴 15g、焦槟榔 9g、煨草果 9g、生姜 15g。

2. 湿热蕴肺证

临床表现：低热或不发热、微恶寒、乏力、头身困重、肌肉酸痛、干咳痰少、咽痛、口干不欲多饮，或伴有胸闷脘痞、无汗或汗出不畅，或见呕恶纳呆、便溏或大便黏滞不爽。舌淡红、苔白厚腻或薄黄、脉滑数或濡。

推荐处方：槟榔 10g、草果 10g、厚朴 10g、知母 10g、黄芩 10g、柴胡 10g、赤芍 10g、连翘 15g、青蒿 10g（后下）、苍术 10g、大青叶 10g、生甘草 5g。

（二）普通型

1. 湿毒郁肺证

临床表现：发热、咳嗽痰少或有黄痰、憋闷气促、腹胀、便秘不畅。舌质暗红、舌体胖、苔黄腻或黄燥、脉滑数或弦滑。

推荐处方：生麻黄 6g、苦杏仁 15g、生石膏 30g、生薏苡仁 30g、茅苍术 10g、广藿香 15g、青蒿草 12g、虎杖 20g、马鞭草 30g、千芦根 30g、葶苈子 15g、化橘红 15g、生甘草 10g。

2. 寒湿阻肺证

临床表现：低热、身热不扬、或无热、干咳、少痰、倦怠乏力、胸闷、脘痞或呕恶、便溏。舌质淡白或淡红、苔白或白腻、脉濡。

推荐处方：苍术 15g、陈皮 10g、厚朴 10g、藿香 10g、草果 6g、生麻黄 6g、羌活 10g、生姜 10g、槟榔 10g。

（三）重型

1. 疫毒闭肺证

临床表现：发热面红、咳嗽、痰黄粘或痰中带血、喘憋气促、疲乏倦怠、口干苦黏、恶心不食、大便不畅、小便短赤。舌红、苔黄腻、脉滑数。

推荐处方：化湿败毒方。

基础方剂：生麻黄 6g、杏仁 9g、生石膏 15g、甘草 3g、藿香 10g（后下）、厚朴 10g、苍术 15g、草果 10g、法半夏 9g、茯苓 15g、生大黄 5g（后下）、生黄芪 10g、葶苈子 10g、赤芍 10g。

2. 气营两燔证

临床表现：大热烦渴、喘憋气促、谵语神昏、视物错瞀、或发斑疹、或吐血、衄血，或四肢抽搐。舌绛少苔或无苔、脉沉细数、或浮大而数。

推荐处方：生石膏 30~60g（先煎）、知母 30g、生地 30~60g、水牛角 30g（先煎）、赤芍 30g、玄参 30g、连翘 15g、丹皮 15g、黄连 6g、竹叶 12g、葶苈子 15g、生甘草 6g。

（四）危重型

内闭外脱证：

临床表现：呼吸困难、动辄气喘或需要机械通气，伴神昏、烦躁、汗出肢冷。舌质紫暗、苔厚腻或燥、脉浮大无根。

推荐处方：人参 15g、黑顺片 10g（先煎）、山茱萸 15g，送服苏合香丸或安宫牛黄丸。出现机械通气伴腹胀便秘或大便不畅者，可用生大黄 5~10g。出现人机不同步情况，在镇静和肌松剂使用的情况下，可用生大黄 5~10g 和芒硝 5~10g。

（五）恢复期

1. 肺脾气虚证

临床表现：气短、倦怠乏力、纳差呕恶、痞满、大便无力、便溏不爽。舌淡胖、苔白腻。

推荐处方：法半夏 9g、陈皮 10g、党参 15g、炙黄芪 30g、炒白术 10g、茯苓 15g、藿香 10g、砂仁 6g（后下）、甘草 6g。

2. 气阴两虚证

临床表现：乏力、气短、口干、口渴、心悸、汗多、纳差、低热或不热、干咳少痰。舌干少津、脉细或虚无力。

推荐处方：南沙参 10g、北沙参 10g、麦冬 15g、西洋参 6g，五味子 6g、生石膏 15g、淡竹叶 10g、桑叶 10g、芦根 15g、丹参 15g、生甘草 6g。

四、辨证施护

（一）症候施护

1. 咳嗽、咳痰

（1）保持病室空气新鲜，温度保持在 18℃~22℃，湿度控制在 50%~60%。减少环境的不良刺激，避免寒冷或干燥空气、烟尘、花粉及刺激性气体等。

（2）使患者保持舒适体位，咳嗽胸闷者取半卧位或半坐卧位，持续性咳嗽时，少量多次饮温开水。

（3）每日口腔清洁 2 次，保持口腔卫生，有助于预防口腔感染、增进食欲。

（4）密切观察咳嗽的性质、程度、持续时间以及痰液的颜色、性状、量及气味，有无喘促、发绀等伴随症状。

（5）加强气道湿化，痰液黏稠时多饮水，在心肾功能正常的情况下，每天饮水 1500ml 以上，遵医嘱行雾化吸入，痰液黏稠无力咳出者可行机械吸痰。

（6）协助翻身拍背，指导患者掌握有效咳嗽、咳痰、深呼吸的方法。

（7）遵医嘱给予止咳、祛痰药物，用药期间注意观察药物疗效及不良反应。

（8）耳穴埋豆：遵医嘱可选择肺、气管、神门、皮质下等穴位。

（9）穴位贴敷：遵医嘱可选择肺俞、膏肓、定喘、天突等穴位。

（10）饮食宜清淡、易消化，少食多餐，避免油腻、辛辣刺激及海腥发物。可用止咳的食疗方，如杏仁、梨、陈皮粥等。

2. 发热

（1）保持病室整洁、安静，空气清新流通，温湿度适宜。

（2）密切监测患者体温变化。

（3）采用温水擦浴、冰袋等物理降温措施，患者汗出时，及时协助擦拭和更换衣服、被服，避免汗出当风。

（4）做好口腔护理，鼓励患者经常漱口，可用金银花液等漱口，每日饮水≥2000ml。

（5）饮食以清淡、易消化、富营养为原则。多食新鲜水果和蔬菜，进食清热生津之品，如苦瓜、冬瓜、绿豆、荸荠等，忌煎炸、肥腻、辛辣之品。

（6）遵医嘱使用发汗解表药时，密切观察体温变化及汗出情况以及药物不良反应。

（7）刮痧疗法：遵医嘱可选择大椎、风池、肺腧、脾腧等穴位。

3. 纳呆

（1）保持病室整洁、空气流通，避免刺激性气味，及时按要求处理患者大小便、倾倒痰液，更换污染被褥、衣服。

（2）保持口腔清洁，去除口腔异味，咳痰后及时用温水或漱口液漱口。

（3）与患者有效沟通，积极开导，帮助其保持情绪稳定，避免不良情志刺激。

（4）鼓励患者适当运动，以促进肠蠕动。病情较轻者鼓励下床活动，如打太极拳等；病情较重者指导其在床上进行翻身、四肢活动等主动运动，或予四肢被动运动。

（5）耳穴压豆：遵医嘱可选择脾、胃、三焦、胰、胆等穴位。

（6）穴位贴敷：遵医嘱可选择中脘、气海、关元、神阙穴等穴位。

（7）饮食宜清淡易消化，忌肥甘厚味、甜腻之品，正餐进食量不足时，可安排少量多餐，避免在餐前和进餐时过多饮水，控制豆类、芋头、红薯等产气食物的摄入。

4. 疼痛

（1）评估患者疼痛的程度、性质、持续时间，密切观察患者的情绪变化。

（2）认真倾听患者对疼痛的感受，向患者解释疼痛治疗的基本知识，指导患者使用放松疗法和精神转移疗法。

（3）如有全身肌肉疼痛和胸痛，嘱患者卧床休息。咳嗽时按压胸部可减轻胸痛的程度，剧痛时遵医嘱使用止痛剂。

（4）耳穴埋豆，遵医嘱可选择肾、肺、内分泌、脾、大肠等穴位，每日按压 10~15 次，每次 3~5min，以扶助正气，耳穴压豆有助于缓解患者疼痛，改善睡眠质量，舒缓焦虑情绪。

5. 痰鸣喘憋

（1）保持病室安静、整洁、温湿度适宜，避免冷空气刺激，避免室内扬尘。

（2）密切观察生命体征变化，注意患者喘憋的程度、持续时间及有无短期内突然加重的征象，遵医嘱给予吸氧，可根据血气分析结果调整吸氧的方式和浓度。

（3）根据病情取适宜体位，如半卧位、侧卧位，必要时取俯卧位，尽量减少仰卧体位。鼓励患者缓慢深呼吸，以减缓呼吸困难。

（4）做好患者的气道护理，及时排除痰液，除了使用祛痰药之外，可使用甘平中药补气和辛温中药理气，帮助气道协调运动。

（5）耳穴压豆：遵医嘱可选择交感、心、胸、肺、皮质下等穴位。

（6）穴位贴敷：遵医嘱可选择膻中、肺俞、天突、丰隆、定喘、膏肓等穴位。

（7）指导患者戒烟，清淡饮食，忌食肥甘油腻、辛辣甘甜之物，避免海腥发物，可适度进食养肺润肺之品，如百合银耳羹。

（二）健康指导

1. 病情观察

观察患者舌苔、脉象、生命体征、大小便的变化；观察患者恶寒、发热、流涕、咳嗽、汗出、腹泻、乏力及头身疼痛的情况。根据患者的病情特征协助医生治疗并做好辨证施护。

2. 生活起居

保持病室整洁、安静、寒温适度；起居有时，平日保持有规律的作息，每天保证 7~8h 充足睡眠，少熬夜，良好的睡眠有利于恢复体力，增强免疫力；根据天气变化，恰当着衣。衣着宜柔软、透气、舒适，及时更换汗湿衣和床单；室内每日开窗通风 3~4 次，每次≥30min，每日做好房间空气消毒。风寒夹湿证患者，病室宜偏温，但避免湿度过高。邪热犯肺证患者，病室宜通风、凉爽，忌直接吹风。寒邪阻肺证患者，病室宜偏温，注意防寒保暖。

3. 饮食护理

中医认为饮食是人体四肢百骸、五脏六腑濡养之源泉。新冠肺炎患者发病期间，由于持续高热、胃纳欠佳，摄入不足和消耗过大，导致营养不良。故应耐心劝导、鼓励患者进食，以利于调节机体气血阴阳，促进其尽快恢复健康。饮食原则为少食多餐、易消化、高维生素、高蛋白富含营养的食物。以温热、健脾、益气为主，可选用山药、茯苓、红豆、陈皮等药食两用的食材，避免寒凉食品，有助于温阳散寒除湿，调理脾胃，提高机体抗病能力。

辨证施膳：痰热壅肺者可在清淡饮食的基础上增加具有润肺止咳的食物；气阴两虚者应适当增加银耳、蜂蜜等可滋阴降热、养肺之品；风热犯肺者饮食应以流食、半流食为主，嘱其多饮水；痰湿阻肺者需多食枇杷、薏米、生萝卜等除燥生津、理气健脾食物，切忌饮食过量及食用生冷、辛辣、滋补食物等。

4. 用药护理

(1) 中药注射剂：新冠肺炎治疗中，中药注射剂主要用于重型和危重型患者：①用药前仔细询问患者的过敏史、既往史；②现用现配；③遵医嘱严格控制静脉输注速度；④用药前后，遵医嘱使用间隔液冲洗，推荐使用精密输液器输注药物；⑤输液期间，指导患者宜清淡饮食，不食鱼腥等发物；⑥密切观察药物不良反应，如喜炎平注射液应关注消化系统损害、皮肤及其附件损害和用药部位疼痛等不良反应，血必净注射液使用后注意观察有无出血倾向等。

（2）中药颗粒剂：中药颗粒剂是中药方剂中的一种特殊型：①使用患者的玻璃或不锈钢水杯冲调药物（不用铝制品）；②冲调药物时，水温要高，并用力搅拌，确保颗粒充分溶解后方可服药，以保证药效；③服药后协助患者饮少量温开水，减轻口中异味；④遵医嘱餐后1h服药，以减少胃肠道不适；⑤密切观察用药后反应，如麻黄具有升压作用，服药后需观察患者的血压变化。服用大黄、石膏药物后关注患者排便情况。

（3）中成药：《新型冠状病毒肺炎诊疗方案（试行第八版）》推荐，口服中成药适用于医学观察期乏力伴胃肠不适者，建议使用藿香正气胶囊（丸、水、口服液）；乏力伴发热者，建议使用金花清感颗粒、莲花清瘟胶囊（颗粒）、疏风解毒胶囊（颗粒）：①指导患者清淡饮食，忌烟、酒及辛辣、生冷、油腻食物；②观察患者用药反应，如因藿香正气水含乙醇40%~50%，因此服药时，可配合温水缓缓送服，以减少胃肠道刺激。对乙醇过敏者不宜服用藿香正气水，可选用口服液、胶囊或丸剂；金花清感颗粒主要不良反应为恶心、呕吐、腹泻等消化系统症状，故需向患者强调餐后服药，因方中含苦寒之品，服药时间不宜过长；莲花清瘟胶囊（颗粒）药味苦寒、易伤胃气，故需向患者强调餐后服药，组方中含有麻黄，高血压、心脏病患者慎用，且方中含苦寒之品，服药时间不宜过长；③用发散药时，汤药应热服，服药要加盖衣被，以微微汗出为宜，或进食少许热粥以培汗源，助邪外达，并观察患者服药后汗出的多少，如汗出过多，会引起津液损伤而致神昏。

5. 情志护理

现代医学以生物-心理-社会医学模式为主，一个人的健康不仅包括了身体，更要求其有良好的心理及社会关系。《内经》云："精神不治，意志不进，则其病不愈。"《寿世青编》也记载："故凡思虑伤心，药之所治，只有一半，其半则全系药力，唯要在心药也。"说明若要人健康，身心都要健康，心理治疗在临床上亦不可或缺。

2019新冠肺炎传染性极强，且潜伏期长，在感染后常出现乏力，发热，以及呼吸道症状如咳嗽、气促和呼吸困难，进一步发展为呼吸窘迫综合征、休克、脓毒血症等，甚至死亡。此次突发的疫情不仅给社会特别是政府和医疗卫生系统带来了严峻的挑战，也给社会公众带来了巨大心理压力和精神困扰，采取简便有效的方法疏导大众的不良情绪，帮助个体、家庭科学有效地进行心理调节，减轻家庭和社会负担，刻不容缓。

中医情志疗法是根据中医情志理论，通过语言、行为或特意安排的场景来影响患者的精神情志和心理活动，将不良情绪调整为良性的正性的情志，促进和改善患者的社会功能活动，以期达到预防或治疗身心疾病的一类心理疗法。具体方法包括宁神静志、移情易性、顺情从欲、暗示诱导、音乐悦心、中药怡神等。

（1）宁神静志法：《·素问·上古天真论篇》云："恬淡虚无，真气从之……是以志闲而少欲，心安而不惧，形劳而不倦……是以嗜欲不能劳其目，淫邪不能惑其心，愚智贤不肖，不惧于物。"正念内观，打坐冥想，静坐、静卧或静立、静思以及自我控制调节，达到"内无思想之患，外不劳形于事"，心无旁骛，心情恬淡，神宁志静，保持心理状态的平静，生理状态的平和。在调摄精神的同时，还应坚持"天人合一，身心合一"的整体观念，注意顺应自然界四时气候的变化，保持心情舒畅，勿使抑郁。

（2）移情易性法：运用各种方法转移和分散患者精神意志，以排遣情思，改变心志，缓解或消除由情志因素所引起疾病的一种心理疗法。控制每天关注疫情变化的时间，其余时间适当的参加娱乐活动，培养有益的兴趣爱好，转移注意力，如下棋、书法、绘画、播放舒缓悦耳的音乐等，使内心处于"在于彼而忘于此"的环境中，以此保持身心的放松，释放压力。

（3）暗示诱导法：以"因人而异，循序渐进"为原则，通过自身正向积极的心理暗示，改变心理状态，诱导自身在"无形中"接受良性情绪的影响，接受现实，正视自己，最终摆脱恐慌、抵触等情绪。诱导自己树立坚定信念，增强信心，对于疫情发展保持理性乐观的心态。

（4）顺情从欲法：在疫情防控期间，人们常常感到过分担忧，悲伤无助，医务人员心理压力过大，感染者及其家属心理上承担巨大的痛苦，这时就需要适当的释放情绪。悲伤难过时不要过度压抑自己，而是可以采用哭泣、倾诉等方式排遣不良情绪，同时要满足自身的精神及物质需求等，让身心处于相对舒适的环境中，给情绪以"出口"，顺从自己的意念比压抑情绪更能疏导不良情绪。

（5）音乐悦心法：中医五行理论，以五脏-五音-五志的对应关系为基础，辨证施乐，调理气机，调畅情志。

（6）中药怡神法：《养生论》记载："合欢镯忿，萱草忘忧，愚智所共知也"，合欢花具有解郁悦心、安神治失眠的作用，萱草可使人舒情忘忧，故又被称为忘忧草。调理情志的中药还有：玫瑰、茉莉、香附、郁金、枳壳、远志、柏子仁等。日常可将茉莉花、玫瑰、大枣等中药泡制茶饮服用，既能行气活血，调畅情志，安神助眠，又能养生保健。另外，出自《丹溪心法》的越鞠丸，为解郁之名方，尤善治气郁：由香附、川芎、苍术、神曲、栀子组成，该方可疏肝解郁，活血化痰，泻火导滞，以使六郁得解。柴胡疏肝散，可用于治疗情志不舒，急躁易怒为主症的郁证；逍遥散也具有抗抑郁，改善焦虑失眠、情绪障碍等的作用，可治疗情志抑郁，伴随两胁胀痛、纳差、头晕等肝郁血虚脾弱证。

（7）耳贴畅志法：《灵枢·邪气脏腑病形》篇云："十二经脉，三百六十五络，其气血皆上于面而走空窍……其别气走于耳而为听"。可见，全身脏腑通过经络与耳相连，耳郭上有各脏腑的反应点。从现代医学的角度分析，耳郭布有丰富的可以支配内脏和腺体活动的神经，耳郭皮肤中有各种神经感受器，因此，刺激耳穴可激活大脑神经内部神经核而调节神经反射，来缓解不良情绪。情绪调理可取心、肝、神门、交感、皮质下、内分泌等穴。

6. 健康宣教

指导患者劳逸结合，起居有常，注意季节变化。戒烟戒酒积极运动调养，如指导可耐受及配合的患者行八段锦锻炼，分散注意力，缓解焦虑情绪的同时，锻炼身体增强抵抗力。出院后告知患者需继续佩戴口罩，减少公众聚集性活动；遵医嘱继续服药，不适随诊。

第二节 中医护理在新冠肺炎预防中的作用

一、传统中医预防

早在两千多年前的《黄帝内经》就已经记载了关于预防疾病的思想，如《素问·刺法论》中记载"如何可得不相移易者？……不相染者，正气存内，邪不可干，避其毒气"，充分表明了保护人体正气的强盛以抵御病邪侵袭，同时要设法避免接触病邪以染病。避毒护正至今仍为预防瘟疫的重要指导原则。保护正气要有"治未病"的重要思想。在不同阶段采取有效措施，未病先防，已病防变。如《素问·四气调神大论》中记载："是故圣人不治已病治未病，不治已乱治未乱，此之谓也。夫病已成而后药之，乱已成而后治之，譬犹渴而穿井，斗而铸兵，不亦晚乎。"生动形象地阐明了"治未病"的重要性。

保护正气还要注意饮食、睡眠、运动的合理分配。如《内经》所说"饮食有节，起居有常，不妄劳作"；《素问·热论篇》中说："病热少愈，食肉则复，多食则遗，此其禁也"，都强调生活规律的重要性。此外可根据个人体质服用一些已被证明有一定效果的中成药，可以用点燃艾炷消毒房间，还可以配制一些中药防疫香囊，佩挂胸前。保持良好的心态，勿恐慌，勤通风，勤洗手，避毒护正也是很有效的预防措施。

（一）室内空气消毒——避瘟烟熏剂

细菌、病毒随着各类传播途径对医院环境有一定的交叉污染，加强医院室内空气质量控制是预防医院内感染的重要环节。避瘟烟熏剂是人们从天然中草药中研制出消毒作用强、使用方便、价格低廉的中药空气消毒剂，是通过芳香辟秽祛邪药物以自然挥发或燃烧的方式，作用于人体呼吸系统和皮肤而消毒。

空气消毒防疫最早见于殷商时代，敦煌莫高窟中的"殷人罐火防疫图"即为殷商时代用火燎的方式杀虫防疫。由此可见，我国传统的空气消毒防疫方法已有 3000 多年历史。药物烟熏也是古代香薰防疫的重要方法之一，在《本草纲目》《备急千金药方》中记载有苍术、艾草以烟熏避秽除浊。《良朋汇集经验神方》也记载："凡遇天年大行瘟疫，四时不正，一切疠气者，多以苍术烧之，能辟瘟邪，至奇"。叶天士《临证指南医案》曾曰"夫疫为秽浊之气，古人所以饮芳香、采兰草，以袭芬芳之气也，重涤秽也"。

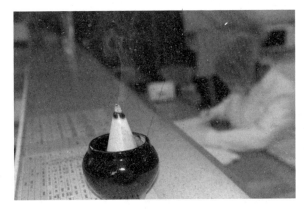

中药消毒剂主要以清热、除湿、清热解毒为主。《清宫医案研究》中也记载如避瘟丹（乳香、苍术、细辛、川芎、甘草、降香、檀香各30g）放炭火上取烟熏之；另有避瘟丹（苍术、羌活、独活、白芷、香附、大黄、甘松、山柰、赤箭、雄黄各等分）以此焚烧，逼虫香（细辛、川椒等）等焚烧辟瘟邪毒的多个药物香薰防疫处方。

常用于防疫的中药，矿物类有雄黄、雌黄、朱砂、矾石等，盖因雄黄、朱砂等药物有一定毒性，所以用其杀虫灭毒。植物类有艾叶、苍术、皂荚、白术等，其中以艾叶、苍术最具代表性。因为艾叶、苍术气味芳香雄厚，能除恶气辟秽，所以古人往往在时疫之年应用。《本草正义》曰："苍术……最能驱除秽浊恶气……宜焚此物而后居之。"《松峰说疫·避瘟方》中言："密以艾灸病人床四角……不染。"鲍相璈曾用苍术末、红枣捣丸熏烧，以免时疫之染。李时珍认为皂荚、檀香、降香、苏合香等并烧，可辟瘟疫。时至今天，白芷、石菖蒲、苍术和艾叶等仍是用于熏烧的空气消毒药物。每日取避瘟烟熏剂置于香炉中点燃，置于房间内、医院门诊大厅内等场所，缓慢释放药烟，半小时后打开门窗，连续使用直至疫情基本控制。避瘟烟熏对空气进行消毒，经济实惠，对人体无害、对物品无腐蚀，可提升室内人员的空气满意度及气味舒适度，可有效预防院内感染。日常适量吸入苍术、艾叶熏蒸烟雾，有扶正止咳、平喘祛痰的作用，可预防流行性感冒，但该方孕妇禁用。避瘟烟熏方中辛香温燥的艾叶为君，透达经络，祛湿解毒，配合芳香类药物如苍术为臣，行气化湿健脾，以皂荚为佐，开窍祛痰，辟秽醒神。三药配伍，共奏扶正辟秽祛邪的作用。

（二）避邪香包

香包疗法历史悠久，在古代瘟疫流行时期，常佩戴中药避瘟香囊以除瘴避秽，避毒驱邪。如《肘后备急方·治瘴气疫疠温毒诸方》中就记载虎头杀鬼方（"菖蒲、藜芦……捣，筛……家中悬屋四角……作散带之"）、太乙流金方（"捣为散，绛囊，贮一两带心前并门户上"）等多个中药香囊辟瘟处方。清代吴尚先在《理瀹骈文》中也记载有辟瘟囊处方（羌活、大黄、柴胡、苍术、细辛、吴茱萸）。《山海经·西山经》中言："有草焉，名曰薰草，麻叶而方茎，赤华而黑实，臭如蘼芜，佩之可治疠"，也是最早记载以佩戴草药的方式预防疫疾。唐代孙思邈在其《千金要方》中记载佩"绛囊"，可以"避疫情，令人不染"。本次疫情中，奋战在一线的众多医生也建议佩戴防感香囊（苍术10g、艾叶10g、石菖蒲10g、薄荷10g、藿香10g，捣碎或研末，1剂为1包，装于致密布袋中制成中药香囊，随身佩戴，或挂于车内，5d更换1次）以预防疫情。

佩戴香囊作为一种非药物疗法，来源于中医"衣冠疗法"，是中医传统外治法的一种，广泛应用到疫情的防治工作中。避邪香包是利用中药的芳香走窜作用，通过人体的口鼻、皮肤毛孔及经络穴位的吸收发挥芳香祛湿、清热解毒、辟秽驱邪、怡情养神的作用；同时香囊里的中草药散发出的芳香气味，在人体周围形成高浓度的微环境，可净化空气、杀毒抑菌。中药香囊要根据各地区气候条件、体质差异等特征制订出不同的香囊配方。北方地区气候寒冷，但室内暖气温度较高，空气干燥，在感染疫毒之后，易化热伤阴，形成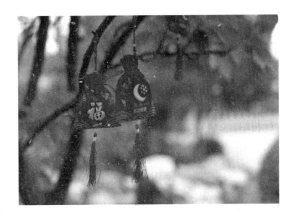"外寒内热"的机体环境，又因北方人喜食肥甘厚腻、口味较重，脾胃运化不及，湿热内蕴，病理特征表现为"寒、湿、热、毒"，其中黑龙江、河北、甘肃、宁夏地区的香囊方案中，在藿香、佩兰、艾叶、苍术、白芷等的基础上并加入薄荷、金银花、菊花、桑叶等具有疏风清热解毒功用的中药。南方地区冬季气候温和潮湿，病机特点以"湿、热、毒"为主，治疗多以解毒、化湿、行气为主，故而香囊配方多用芳香化湿，解毒行气之药，如草果、藿香、佩兰、白芷化湿，降香、沉香、山柰、甘松等芳香行气之药。对中药香囊的制作，古籍中多以"各等份，共研细末"或者"粗粉"装入香囊，佩于当胸。专家推荐将香囊放置在办公室、枕边、生活居所等处，进行不定时嗅吸，每天至少3次，每次不少于1min，气味消失后更换其内容物。其制作简单，佩戴方便，值得大众推广和应用，也是当下提倡的"绿色疗法"之一。

（三）呼吸操或者八段锦、太极拳

新冠肺炎的暴发让八段锦等健身法走进了更多国人的视野。不仅成为湖北武汉方舱医院病患日常的锻炼方式，更受到各大媒体、自媒体的广泛推荐。而且，在国家发布的《新型冠状病毒肺炎恢复期中医康复指导建议（试行）》中，八段锦、太极拳等亦被推荐运用在恢复期中医康复治疗中。《黄帝内经》云："正气存内，邪不可干""邪之所凑，其气必虚"。针对新型冠状病毒肺炎的轻型患者和康复期患者，在医生的指导下，患者主动进行呼吸操、八段锦、太极拳等中医传统功法锻炼，可缓解症状、增强肺功能、提高运动能力、舒缓焦虑心情和抑郁状态、提高睡眠、改善生活质量。武汉市在2月1日出台《新型冠状病毒感染肺炎中医药居家预防推荐方案》，明确要求中医药（包括导引功法，如八段锦）介入防治新型冠状病毒肺炎，使中医药文化在防疫过程中发挥更好优势。所谓流水不腐，户枢不蠹，生命在于运动，对于年轻人应强调多加运动，同时也要讲究适度和均衡。正如华佗所说："人体欲得劳动，但不当使极耳"。导引疗法能增强机体免疫力，防止疑似及轻症患者转化为重症，促进恢复期患者机能进一步恢复。

1. 呼吸操是通过肢体运动及呼吸吐纳，调息（呼吸）、调心（意念）、调形（身体姿势）相结合的中医肺康复技术。如呼吸六字诀，融合了缩唇呼吸、腹式呼吸以及肢体运动，围绕嘘（xu）、呵（he）、呼（hu）、呬（si）、吹（chui）、嘻（xi）六字发音进行呼吸训练，依次每个字6秒，反复6遍，分别影响到人体的三焦和五脏。身体腹腔可因不同发音而产生不同的内压，引导人体气血按照各脏器脉络流动，调节全身气息，从而达到改善人体脏器的功能作用。"六字诀"呼吸操重视鼻吸口呼，以意领气，深慢呼吸，其中"嘘"字呼吸环节能使小气道内压相应增强，预防小气道崩塌、减少细支气管因管壁弹力降低而过早闭合的情况，通过延长呼气时间，较之缩唇呼吸能够有效改善患者的呼吸肌功能。逆腹式呼吸训练除了拥有改善膈肌的作用外，还能够加强胸腹肌肉的锻炼、增加呼吸深度、提高肺气的交换效率、提高肺部的通气总量和气体交换质量。"六字诀"呼吸操能够对呼吸肌功能进行有效锻炼，协调胸腹的呼吸效率，通过整体的协调运作，改善患者肺部通气水平。又如呼吸疗愈法，主动进行缓慢深长的腹式呼吸训练，可采用鼻子吸气，嘴巴呼气，或鼻吸鼻呼，释放和疗愈身心。

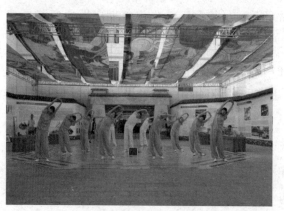

传统的各种形式的复合呼吸操将缩唇呼吸、腹式呼吸和全身呼吸操编排组合成一体，动作舒展流畅，一气呵成，结合轻度抬腿收腹和上肢的上举、下按等扩展、屈伸动作，

使腹式呼吸中的膈肌运动得到促进，缩唇呼吸中缓慢呼气得以加强，既有助于呼吸肌群的锻炼，改善咳嗽、咳痰和胸闷症状，同时又能通过肢体关节的运动，调节脏腑，益肺健脾。脾气健运，则能运化水谷精微输布全身，濡养四肢肌肉，增强运动的耐力。音乐是有效调节心理和情绪的方法之一，将音乐与运动导引相结合，既能促进物理运动对脏腑气血的运行，又能发挥音乐对生理和心理上的双重积极性。复合呼吸操在锻炼的同时，播放音乐口令，使患者身心放松，情志舒畅，缓解心理疲劳。同时伴随响亮清楚的口令，既能活跃气氛，增加练习趣味性，还能强化动作记忆，把握动作的力度，易于完成练习时间，依从性得到提高。

2. 八段锦是中国古代流传最悠久的导引功法之一，导引意为"导气令和，引体令柔"之意，使"气"更平和，使"体"更柔软。它是一种有氧运动，能够改善神经体液调节功能、加强血液循环；对腹腔脏器有柔和的按摩作用；对神经系统、心血管系统、消化系统、呼吸系统及运动器官都有良好的调节作用，其动作舒展柔和、连绵不绝，非常适宜在屋内锻炼。因此，对患有颈肩腰腿各关节疾病、眼部疾病、情志疾病、脏腑功能失调等均有良好调节作用。

八段锦从宋代流传至今已有上千年的历史，为了更好地促进八段锦的发展与推广，使优秀的养生功法造福全民，国家体育总局在传统各式八段锦的基础上，创编了一套遵从中医养生原理、重视"意""气""形"综合锻炼、体现"天人合一"思想内涵、符合现代社会特点和全民健身需要的新功法 –"健身气功·八段锦"。"健身气功·八段锦"功法八个基本动作要领："两手托天理三焦""左右开弓似射雕""调理脾胃须单举""五劳七伤往后瞧""摇头摆尾去心火""两手攀足固肾腰""攥拳怒目增气力""背后七颠百病消"这八个动作组成，具有柔和缓慢、圆活连贯、松紧结合、动静相兼、神与形和、气寓其中的功法特点。该功法的运动强度和动作编排符合运动学和生理学的规律，练习时注意要松静自然、准确灵活、练养相兼、循序渐进。

新冠肺炎患者以湿寒为主，练习八段锦可以达到强健身体，气血流畅

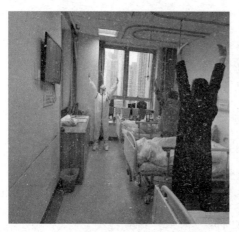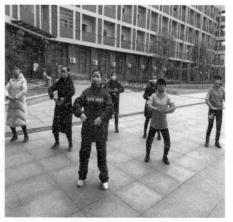

的效果，增强自身对抗湿毒的能力。对于卧病在床的患者，下肢肌肉较弱，主要靠上肢的运动，通过上肢关节的运动，慢慢过渡到下肢，可以开展卧式八段锦。中医讲排湿毒可通过微微汗出、保持大小便通畅及良好的精神状态达到目的，而八段锦通过 8 个动作锻炼人体四肢，达到强健身体、气血流畅的效果，从而提升人体阳气以及代谢功能，增强自身对抗湿毒的能力。新冠肺炎不止伤害肺，胃肠器官也受到影响，特别是危重症患者，胃肠功能都受到很大的损害，普遍出现了便溏、舌苔厚腻、大便不通等问题。练习八段锦可以促进胃肠蠕动，再辅以腹部按摩和中医药调理，可以帮助患者排除宿便，清理毒素。新冠肺炎患者心理上时常处于焦虑状态，导致睡眠质量下降，身体抵抗力减弱，影响恢复，通过练习八段锦这种比较温和的导引术，可以帮助患者有效缓解焦虑，提高人的精气神，再配合护士的心理疏导，达到辅助治疗的目的。

强度适中的有氧运动是提升人体免疫力的有效途径。气功、八段锦作为中小强度的有氧运动，长期练习可以有效地提升人体的免疫力；中老年或身体虚弱的人群更适合进行八段锦的练习，提高自身的免疫力以抵御病邪。

3. 太极拳是国家级非物质文化遗产，是以中国传统儒、道、哲学中的太极、阴阳辩证理念为核心思想，集颐养性情、强身健体、技击对抗等多种功能为一体，结合易学的阴阳五行之变化，中医经络学的导引术和吐纳术所形成的一种内外兼修、柔和、缓慢、轻灵、刚柔相济的中国传统拳术。

练习太极拳可改善肺活量和呼吸功能，从而增加呼吸深度，保证氧气供给。胸闷、气促、血氧饱和度下降是新型冠状病毒肺炎患者主要临床症状，即便是轻症患者，也可能存在不同程度的呼吸功能改变。这些症状对患者造成的不适感可增加患者的焦虑、绝望心理。太极拳运动以腹式呼吸为主，要求呼吸深长、细缓、匀柔，这与肺功能锻炼的原则一致，即将胸式呼吸的紧张和压力转移到腹部，使患者可吸入更多氧气，增加机体对氧气的利用率，从而改善患者的缺氧症状。症状的改善增强患者对疾病恢复的信心，更好地应对疾病。如简式太极拳，共包含 24 式，起势、左右野马分鬃、白鹤亮翅、左右搂膝拗步、手挥琵琶、左右倒卷肱、左揽雀尾、右揽雀尾、单鞭、云手、单鞭、高探马、右蹬脚、双峰贯耳、转身左蹬脚、左下势独立、右下势独立、左右穿梭、海底针、闪通背、转身搬拦捶、如封似闭、十字手、收势。功法特点柔和，强调意识引导呼吸，配合全身动作。每次 1 套，每天 1~2 次。

太极拳属于中低强度有氧运动，以动静结合、内外协调、心身合一为主要理念，其动作轻柔缓慢，躯体持续运动，大脑却处于放松状态，可调节自主神经功能，改善患者焦虑、抑郁、悲观等负面情绪。患者在锻炼过程中身心舒缓，精神平静而愉悦。此外，太极拳锻炼过程中辅以太极拳音乐，慢节奏、轻柔的音乐在一定程度上能缓解患者的抑郁情绪。

中医传统功法因较少受到时间、空间、场所的限制，并可通过患者自主的意念导引，呼吸模式调整，姿势和动作变换达到锻炼的目的。因而在患者的呼吸、运动、消化、神经、内分泌、免疫等多系统康复中，可起到一定的协同促进作用，在新型冠状病毒肺炎的群体性患者康复指导方面具有较大的参考和应用价值。

对于轻型、普通型、恢复期（重型转至普通病房和出院后）无禁忌证（如四肢功能障碍、神志异常等）的患者，建议进行八段锦、简式太极拳、呼吸操训练，可选择 1~2 种；对于重型或意识清楚的危重型患者，不建议八段锦、简式太极拳训练和呼吸操训练。所有训练可自主或在专业人员指导下进行。建议八段锦、简式太极拳和呼吸操训练时间一般在上午 10 点左右、下午 4~5 点。患者应根据自己主观感受，训练强度应循序渐进，避免过度疲劳。训练过程中，如自觉心慌、呼吸困难、出汗等不适明显加重，可自行终止训练。

（四）养生知识宣教

阴阳平衡是中医学的健康观，即所谓"阴平阳秘，精神乃治"；疾病就是阴阳失衡，即所谓"阴胜则阳病，阳胜则阴病"；诊察要"察色按脉，先别阴阳"；治疗要平衡阴阳，"以平为期"，未病先防，既病防变；养生要"法于阴阳，和于术数"，就是要平、要和、不偏颇、不过度。针对本次新冠肺炎疫情来说，"虚邪贼风，避之有时"是要避开可能感染的机会，即"少出门、戴口罩、勤洗手"。"正气存内，邪不可干"是要调养好身体，增强抵抗力；"精神内守"是要心态好、乐观、科学面对，不焦虑或恐惧；"起居有常"是要有充足睡眠但不过度，规律作息，避风寒；"饮食有节"是要"五谷为养，五果为益，五畜为助，五菜为充"，饮食节制，避免煎炸、辛辣刺激或甜腻食物；"不妄作劳"就是要劳逸结合，避免过劳或者过逸，要适度运动。《素问》早就提倡"圣人治未病"。所谓"治未病"，就是要注重中医养生，预防为主。

情志养生：人们常说的七情——喜、怒、忧、思、悲、恐、惊，正常情况下七情是人体的情志反映和生理需求，异常会影响脏腑气机导致气息升降失常，喜则气缓、怒则气上、忧（悲）则气消、思则气结、恐则气下、惊则气乱，表现在脏腑功能失调方面，喜伤心、怒伤肝、悲伤肺、思伤脾、恐伤肾。要不断修身养性，保持平和的心气，宁静方能致远，控制好自己的情绪，对身心健康就很有益处。

起居养生：中医认为起居只有与自然界阴阳消长的变化规律相适应，才能有益于健康。养生学家孙思邈指出，"善摄生者卧起有四时之早晚，兴居有至和之常制"，主要是指根据"天人相应"的思想，起居作息和日常生活的各个方面形成一定的规律，使其符合自然规律和人体的生理常度。一般晚上 9~10 点睡眠为佳，早上 6 点左右起床为好，避免过度劳累，保证良好的睡眠质量和充足的睡眠时间，勿过度使用电子产品，勿熬夜，保持室内空气流通，室内可悬挂中药香囊，内纳辛香燥湿类药物。《素问·上古天真论》指出："食饮有节，起居有常，不妄作劳，故能形与神俱，而尽终其天年，度百岁乃去"。合理作息，就能保养神气，使人体精力充沛，生命力旺盛，面色红润，神采奕奕。

食疗养生：中医强调药食同源的重要性，根据自己当下的身体情况，选择适合自己的饮食，平时特别应忌烟、限酒，控制油、盐和糖的摄入，建议膳食平衡、食物多样、二便通利，注重开胃、利肺、安神、通便。根据食物属性和患者情况，进行分类指导：

①有怕冷、胃凉等症状的，推荐生姜、葱、芥菜、芫荽等；

②有咽干、口干、心烦等症状的，推荐绿茶、豆豉、杨桃等；

③有咳嗽、咯痰等症状的，推荐梨、百合、落花生、杏仁、白果、乌梅、小白菜、橘皮、紫苏等；

④有食欲不振、腹胀等症状的，推荐山楂、山药、白扁豆、茯苓、莱菔子、砂仁等；

⑤有便秘等症状的，推荐蜂蜜、香蕉、火麻仁等；

⑥有失眠等症状的，推荐酸枣仁、柏子仁等。

运动养生：运用传统的体育运动方式进行锻炼，以活动筋骨、调节气息、静心宁神来畅达经络，疏通气血，和调脏腑，达到增强体质。早在数千年以前，体育运动就已经被作为健身、防病的重要手段之一而广为运用。根据不同的季节与自身体能，科学正确地运动，每天根据自己的爱好练习太极拳、易筋经、五禽戏、六字诀、八段锦等等，或者借鉴现代有氧运动进行适量运动。

节气养生：中医讲究清于阴阳、调于四时、身心合一。应根据不同的节气变化采取相应的养生方法，顺应"春生、夏长、秋收、冬藏"的自然规律，天人合一，以二十四节气养生为纵纲，以养生方法为横目，并注意由于时节的变化，会促进一些疾病的发展变化。在养生同时，一定要注意身体检查和及时治疗，防止病情突变，危及健康和生命。

二、中医适宜技术的应用

（一）艾灸

中医用艾灸防治疫病由来已久。早在晋代葛洪的《肘后备急方》中就有记载："以艾灸病人床四角各一壮，令不相染。"孙思邈在《备急千金要方》中亦描述："宦游吴蜀，体上常须三两处灸之，勿令疮暂差，则瘴疠瘟疟之气不能著人。"《本草正》曰："艾叶，能通十二经脉，而尤为肝脾肾之药，善于温中、逐冷、除湿，行血中之气，气中之滞……或生用捣汁，或熟用煎汤，或用灸百病，或炒热熨敷可通经络，或袋盛包裹可温脐膝，表里生熟，俱有所宜。"《本草纲目》亦云："艾叶生温熟热，纯阳也，灸之则透诸经而治百种病邪，起沉疴之人为康泰，其功亦大矣。"

艾灸通过温热的穴位刺激，具有温阳散寒、通经活络、升阳固脱以及泻热拔毒等作用。现代研究艾灸有明显的免疫调节作用。艾灸治疗能获得较好疗效。标，能改善症状，本，能增强体质、抵御外邪，使"正气存内，邪不可干"，达到无创防疫的目的；患者易于接受，治疗后患者普遍认为情绪得到舒缓，精神得以放松。且艾叶含有多种挥发油，具有抗病原微生物、镇静、镇咳、祛痰、平喘、抗过敏和免疫调节等诸多作用。艾灸操作简单，出院之后可居家自行灸疗。

《素问·太阴阳明论》亦云："四支皆禀气于胃，而不得至经，必因于脾，乃得禀也。令脾病不能为胃行其津液，四肢不得禀水谷气，气日以衰，脉道不利，筋骨肌肉，皆无气以生，故不用焉。"四肢肌肉酸痛、全身乏力与脾胃受损、无法转输津液水谷，四肢肌肉不能禀水谷气而生有关。寒湿之邪困脾，阳气不得外越，邪正相交，故而周身肌肉酸痛。艾灸治疗选择神阙、足三里、合谷、太冲、列缺、关元、气海。合谷、太冲灸之可散寒通络、活血行气。足三里系足阳明胃经之合穴，灸之可温中健脾燥湿，又足阳明为多气多血之经，可益气补血壮体。灸神阙可温化寒湿、和胃理肠止泻。列缺为肺经络穴，可止咳平喘，亦有联络大肠经、联通任

脉的作用，与神阙、关
元、气海共同通任脉经
气，调理中焦、下焦。诸
穴合用，可达肺脾同治之
效。治疗后患者乏力、肌
肉酸痛症状得到改善，但
仍偶有咳嗽，故加用双侧
肺俞以增强止咳之功。康

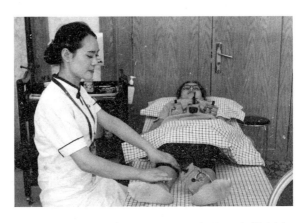

复后嘱患者居家艾灸，穴取大椎、中脘、上脘、足三里、孔最。大椎属督
脉，为三阳、督脉之会，而太阳主开、少阳主枢、阳明主里，艾灸本穴可
清阳明之里、启太阳之开、和少阳之枢，通阳气以散寒，激发统摄全身阳
气；足三里为多气多血之穴，灸之可强壮身体，健脾温经；上脘、中脘可
理上焦、中焦之气，合用可和胃宁心、宽胸理气；孔最为手太阴肺经的郄
穴，是肺经脉气所发、经气深聚之处，故能宣肺益气止咳。诸穴合用可恢
复肺脾功能，增强人体正气，预防病情复发。

　　中国针灸学会专家组根据新型冠状病毒肺炎患者发热、乏力、干咳、
腹泻等症状，结合寒湿闭肺、疫毒闭肺、内闭外脱及肺脾气虚等的证候演
变特点，制订了中国针灸学会新型冠状病毒肺炎针灸干预的指导意见(第
二版)。该指导意见对疑似病例建议可采用艾条温和灸足三里穴(双侧、
15min)、气海穴(10min)、合谷(10min)，每天可于午后1次或晚餐前1
次，以调节免疫力、改善症状；对轻型、普通型患者建议采取艾条温和灸
合谷(双侧、15min)、太冲(双侧、15min)、足三里(双侧、10min)，肺
腧(15min)，上午或下午灸1次，以改善症状、缩短病程、舒缓情绪；对
恢复期的患者可内关、足三里、中脘，天枢15min，每日1次，以帮助恢
复脾肾功能，增强人体正气。此次新冠肺炎初起以寒湿束表、湿邪内滞为
主，中后期多热郁于内或郁久化热，甚至热灼伤阴，形成错综复杂的病
症。从未病先防的角度而言，有效的祛湿散寒有助于从内改善体质，并能
起到防疫的目的，也可选择中脘穴、大椎穴、身柱穴3个穴位，建议每天

艾灸 1 次，每次每穴 20min 即可，可以解表散寒、扶助阳气、提高免疫力。中医辨证为实热证、阴虚发热者等禁用。

（二）刮痧

刮痧是以中医经络腧穴理论为指导，通过特制的刮痧器具和相应的手法，蘸取一定的介质，在体表进行反复刮动、摩擦，使皮肤局部出现红色粟粒状，或暗红色出血点等"出痧"变化，从而达到活血透痧的作用。刮痧具有调气行血、活血化瘀、舒筋通络、驱邪排毒等功效，已广泛应用于内、外、妇、儿科的多种病症及美容、保健领域，尤其适宜于疼痛性疾病、骨关节退行性疾病如颈椎病、肩周炎的康复；对于感冒发热、咳嗽等呼吸系统病证，临床可配合拔罐应用；对于痤疮、黄褐斑等损容性疾病可配合针灸、刺络放血等疗法；还可适用于亚健康、慢性疲劳综合征等疾病的防治。

刮痧疗法属于中医的外治疗法，在古代各类疫情的防治中发挥了不可磨灭的作用。《痧胀玉衡》载："时逢痧胀流行猖獗，……顷之，症变而为嗽，嗽甚轻，不半日遂毙。"名医郭志邃动员百姓"利用钱物蘸油而刮，及此多用挑"，竟平息了一场瘟疫。郭氏认为"痧者天地间之疠气也。入于气分，则毒中于气而作肿作胀。入于血分，则毒中于血而为蓄，为瘀"。肌肤痧"用油盐刮之，则痧毒不内攻"，而血肉之痧则"看青紫筋刺之，则痧毒有所泄"，成为后世刮痧之宗。清代余伯陶著《鼠疫抉微》探讨了鼠疫起源、传染、避疫及治疗方法等内容。在治疗方法上，除药物治疗外，亦论及刮法与刺法治疗鼠疫。

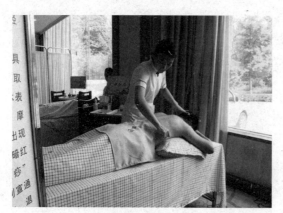

新型冠状病毒"COVID-19"疫情的发生，燥、湿、火、寒、风都有，六淫杂陈，错综复杂……"伏燥"和"木疫"之气是贯穿始终的病机之本，随时变化的火、湿、

寒等是病机之标……尤其新冠肺炎的重症，都是内燥较甚者。在治疗上，除了中药之法外，中医六术之首的刮痧，具疏通经络、调节胃肠、改善人体营养吸收、驱邪外出之功，还有正气存内，邪不可干之效。对于恢复期（出院后）患者，建议由专业技术人员实施刮痧；对于恢复期（重型转至普通病房）、轻型、普通型、重型及危重型患者，不建议实施刮痧。刮痧方便易学，取材亦相当容易，易于推广。

（三）砭石疗法

砭石疗法又称砭术，砭石疗法在针灸法出现之前，人们常用磨尖的石头对身体敏感部位进行压迫以及用温热的石头敷在患痛部位，对疾病进行治疗，这种治疗的石头称为砭石，而这种治疗形式正是灸法和针法的前身。马王堆帛书中的《脉法》一书中就明确地记载了用砭石启脉的医疗实践过程，所以说砭石疗法是最古老的经络疗法之一，是中医之源，是中医保健、中医养生、中医理疗学中的一项非药物重大发明。据《黄帝内经》记载，砭、针、灸、药是我国四大独立并存的医术。砭术是针、灸、推拿、按摩以及"刮痧"的前身，是用石制工具进行医疗保健的一门医术，它具有一套以脏腑经络学说为中心的完整理论，强调整体，重视内因，采用无创性的温和刺激，扶正祛邪，以调动机体本身的防御能力，战胜疾病，调和阴阳、气血、脏腑功能，使失衡的内部稳定，从而恢复身心健康。砭石疗法既可用于防病、健身、养生、美容，又可用于改善亚健康状态及治疗某些疾病。施砭术时，对病患根据病情要选择适当大小的砭具刺激，即点穴位，不是针而采用砭具刺激，在古砭石疗法和民间石疗法的基础上推出砭术的基本方法。

20 世纪 90 年代，随着泗滨浮石的发现，人们以其制作多种砭具，利用其感应增温，极宽的远红外辐射波谱，摩擦中产生密集超声波脉冲等效应。依据中医经络理论和现代经络研究成果对人体疾病进行治疗，称为新砭石疗法。随着时代的进步，新砭石疗法已被越来越多的应用于临床并取得了一定的成绩。

新砭石疗法的治疗功效源于泗滨浮石所含矿物良好的物理和热学性

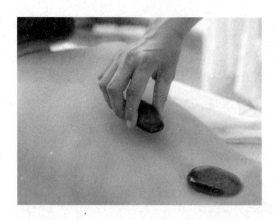

质共同作用。砭石疗法的主要作用是温通经络、行气活血、祛风散寒、通痹止痛、解肌疏筋、除痉止痛、活血化瘀、养荣舒筋、温阳补气、醒脑安神。新砭石疗法的作用特点如下：①泗滨浮石性温，有独特的感应增温效应，可以温助阳气，养筋荣脉；②泗滨浮石与人体摩擦可产生丰富的超声波脉冲，具有较强的推动气血运行的作用，可宣导气血、疏通经络；③逐寒祛湿，消痹止痛；④泗滨浮石对红肿热痛的炎证反应及碰撞、扭挫伤表现出良好的治疗作用，可祛瘀止痛、清热 消肿；⑤泗滨浮石具有石类重镇沉降之性，用于外治可潜阳安神、止悸定惊。这几点使得该疗法具有良好的平衡阴阳，扶正祛邪的作用。

在古砭石疗法和民间石疗法的基础上，针对现代人的特点推出砭术的基本方法，包括"刮、推、抹、摩、擦、揉、缠、凉、划、拔、点、按、振、拿、拍、扣、剁、温、清、感、电热温烫"。砭石疗法的特点是无创、痛苦小、作用面积大、疗效显著、作用方法多、简便、易学、易用、可与其他疗法相结合。

（四）经络推拿

经络推拿是一种非药物的自然疗法、物理疗法。通常是指医者运用自己的双手作用于病患的体表、受伤的部位、不适的所在、特定的腧穴、疼痛部位，运用推、拿、按、摩、揉、捏、点、拍等形式多样的手法和力道，以期达到疏通经络、推行气血、扶伤止痛、祛邪扶正、调和阴阳、延长寿命的作用。

新冠肺炎患者出院后患者气阴耗伤，脾胃不健，经络推拿能够促进脾胃运化，保证气血运行流通而濡养脏腑形体。参照指南，选取手阳明大肠经、手太阴肺经、足太阴脾经、足阳明胃经、督脉、任脉等。《灵枢·本藏》曰："经脉者，所以行血气而营阴阳，濡筋骨，利关节者也"。《素问·血气形志篇》曰："形数惊恐，经络不通，病生于不仁，治之以按摩醪药"。《素问·调经论》说："神不足者，视其虚络，按而致之"。以上论述也体现了通过经络推拿达到疏通经络、调和气血、平衡阴阳之功效。

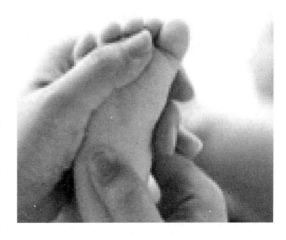

　　在此次新冠肺炎的疫情防控工作中，推拿作为中医外治疗法的代表，在疫病的预防和治疗中具有重要作用。结合此次新冠肺炎主要发病地点，以及寒湿的气候，容易导致湿浊内停，寒凝经脉，客于脏腑，气血不通。根据中医的理论认为瘀血、痰湿为病理产物，有形之实邪，易导致气血经络瘀滞、伤及脏腑，引起各种病症。根据中国针灸学会《新型冠状病毒肺炎针灸干预的指导意见（第一版）》制订的针灸推拿的防治方案，推拿治疗应在遵循扶助正气的前提下进行。结合病区实际条件，对轻型、普通型患者可以施以穴位按压法为主的推拿治疗和灸法治疗，以达到肺肾双补、疏导气血、引邪外出之功的效果，加快轻型、普通型患者的恢复，危重型患者除外。国家卫生健康委办公厅新型冠状病毒肺炎恢复期中医康复指导建议（试行）的通知中指出穴位按摩的选穴有太渊、膻中、中府、肺俞、肾俞、大肠俞、列缺、中脘、足三里等，咳嗽、咽痒、干咳者，可加少商、尺泽等。新冠肺炎患者出院后患者气阴耗伤，脾胃不健，经络推拿能够促进脾胃运化，保证气血运行流通而濡养脏腑形体。参照指南，选取手阳明大肠经、手太阴肺经、足太阴脾经、足阳明胃经、督脉、任脉等。经络推拿有助于改善气虚，促进疾病康复。太渊、列缺、中府皆为肺经腧穴，可调补肺气，清泻肺之余热。同时中府穴与足太阴脾经交会，配合中脘、足三里，可健脾益气。膻中乃任脉之上气海，可宽胸理气，配合肺俞、肾俞、大肠俞调补诸脏之气。

（五）中医五行音乐疗法

新型冠状病毒肺炎疫情具有传播快、传染性强、传播途径多的特点。时至今日疫情尚未彻底控制，给整个国家和社会带来巨大冲击和挑战。感染者和疑似感染者被隔离，而广大群众长期足不出户，推迟复工，延迟开学，各行各业受到严重影响。无数医务工作者日夜奋战在一线，承受着巨大的生理和心理压力，笼罩在疫情严峻的情势中，生活无法正常开展，加上网络上各种难辨真假的谣言，更加剧人们的不安、焦虑。这些因素常会诱发人产生焦虑、惶恐不安、孤独、忧郁、沮丧、冲动、烦躁、愤怒、偏执、我行我素等不良情绪。

"思伤脾，恐伤肾"，不良情绪引起脾肾功能失常，导致水湿代谢失常，在疾病的预防和治疗中会产生负面影响。因此，在本次疫情的防治中，及时介入中医情志疗法，如中医五行音乐疗法，可以增强"正气"，保持"精神内守，病安从来"的状态。《黄帝内经》最先提出中医五行音乐疗法，五音对应于五行。五音通过对"五脏"（肝、心、脾、肺、肾）产生一定作用，调解"五志"（怒、喜、思、忧、恐），从而达到治疗疾病的目的。中医五行音乐疗法是中医疗法中比较重要的一种治疗方法。五行音乐疗法理论来自阴阳五行学说：即五行的木、火、土、金、水，分别对应于五音阶的角、徵、宫、商、羽。《黄帝内经》云："天有五音，人有五脏；天有六律，人有六腑"。五行音乐是基于五行对应五脏和五音的中医基础理论下创作的。如感染患者情绪以"恐"为主的，可选"羽"音激发固志，"肾在音为羽"；感染患者情绪以"忧"为主，可选"宫"音解郁散节，"脾在音为忧"；患者情志表现为两种或以上的证候，可随证选取两种及以上的音曲，五行音乐疗法不仅可以调节情绪，缓解患者焦虑、恐惧心理，同时还可以调理脾肾，使脾运化水湿，肾之蒸腾气化正常，湿邪得以祛除。现代研究表明，应用五行音乐法可缓解患者焦虑、改善抑郁情绪、改善睡眠、提高机体免疫力。

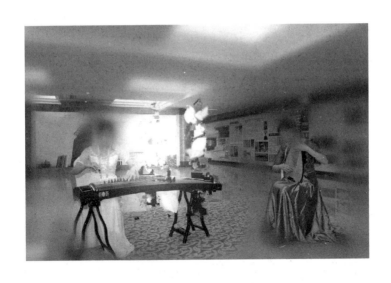

　　《素问·阴阳应象大论》指出"肝在音为角，在声为呼，在志为怒，怒伤肝，悲胜怒；心在音为徵，在声为笑，在志为喜，喜伤心，恐胜喜；脾在音为宫，在声为歌，在志为思，思伤脾，怒胜思；肺在音为商，在声为哭，在志为忧，忧伤肺，喜胜忧；肾在音为羽，在声为呻，在志为恐，恐伤肾，思胜恐"。根据以上中医五行理论，以五脏-五音-五志的对应关系为基础，辨证施乐，调理气机，调畅情志。当出现愤怒、冲动激惹情绪时，辨脏腑主要在肝，按照同气相求的原则主要聆听角调式乐曲，如《鹧鸪飞》《春风得意》《江南好》等以疏肝理气；若多思多虑，郁郁寡欢，兼见纳差、消化功能不良者，病位主要在脾，则配合《月儿高》《春江花月夜》《平湖秋月》《塞上曲》《月光奏鸣曲》等宫调式乐曲；当出现惶恐不安，易受惊吓或伴烦躁失眠时可配合《江河水》《塞上曲》《二泉映月》《汉宫秋月》《平沙落雁》等羽调式乐曲；情绪悲观沮丧者可配合《黄河》《潇乡水云》等商调式乐曲。多种不良情绪并见者，可选择多种音调乐曲综合治疗。

　　正确的医治配合中医情志疗法帮助人们理性科学认识疫情，识病攻湿，调畅情志，调理脏腑，在防治新型冠状病毒肺炎中起到积极的作用。

（六）穴位贴敷

在原始社会里，人们用树叶、草茎之类涂敷伤口治疗与猛兽搏斗所致的外伤而逐渐发现有些植物外敷能减轻疼痛和止血，甚至可以加速伤口的愈合，这就是中药贴敷治病的起源。在我国现存最早的医方专著《五十二病方》中就有用芥子泥贴敷于百会穴治疗毒蛇咬伤的记载，为穴位贴敷的最早记载。南北朝的《荆楚岁时记》是保存到现在的我国最早的一部专门记载古代岁时节令的专著，其中有"八月十四日，民并以朱水点儿头额，名为天灸，以厌疾"的记载，强调了时令的重要性，成为"冬病夏治三伏贴"的理论根源。《张氏医通》首先将穴位贴敷用于治疗呼吸系统疾病，并沿用至今。

穴位贴敷疗法是传统针灸疗法和药物疗法的有机结合，其实质是一种融经络、穴位、药物为一体的复合性治疗方法。穴位敷贴是将中药粉碎或捣烂取汁或提取，加入赋形剂，制成一定的剂型，贴于相应穴位，可借助中药的作用、穴位的刺激，调节经络、祛瘀生新、止痛消肿，恢复机体功能；经透皮吸收进入体循环产生治疗作用；调节皮肤上神经-内分泌-免疫调节，发挥疗效。穴位贴敷与内服中药有殊途同归之效，可通过药物、经络、腧穴综合调节脏腑功能、疏通经络气血而起治疗效果，并可避免肝脏的首过效应及胃肠道的不良反应，具有延长治疗效果，放大药物效应和用药量少的优势。

新型冠状病毒肺炎起病较缓，大部分患者表现为身热不扬、舌苔厚腻、纳差、身重乏力、泄泻、咳喘等。穴位贴敷（疗法）是依据祖国医学的经络学说治疗疾病的一种外治方法，选取一定的穴位贴敷某些药物，起到腧穴刺激和特定药物在特定部位的吸收，发挥明显的药理作用。它属灸法的延伸，是近年来中医防治慢性呼吸系统疾病的一种重要外治疗法。药物组方多选生猛燥烈，具有刺激性及芳香走窜的药物，具"天灸""发泡疗法"特征。穴位贴敷疗法是近年来中医防治慢性呼吸系统疾病的一种重要外治疗法，亦广泛应用于脾胃运化功能不良，泄泻的患者。常选白芥子、细辛、甘遂、延胡索、麻黄、麝香、冰片等具有辛香走窜之性，且多归脾肺经的药物，制成处方剂量的药粉后，以适量的生姜汁调和成软膏剂。穴位贴敷常以肺俞、大椎、膏肓、天突、膻中、肾俞、脾俞、膈俞、定喘等穴为主穴，并谨守病机，随证加减配穴，如兼肺气虚配足三里；兼脾阳虚配气海、太溪；兼痰热者配尺泽；兼咯痰不爽、咽喉干燥、头晕耳鸣配三阴交；兼自汗配阴郄；兼哮喘配百劳等。新型冠状病毒肺炎由于脾失健运，加用抗病毒药物后，导致脾胃受损，脾胃运化无常，寒湿内生，出现不同程度腹泻，严重者出现大便每日十余次，呈水样便。因此，临床采用中医温脾止泻穴位贴治疗，温脾止泻穴位贴由肉桂、丁香、花椒、木香、小茴香、豆蔻等药物组成，方中肉桂辛温，大热，有补火助阳，散寒止痛之功，对于脾胃虚寒引起的呕吐腹泻具有显著疗效；花椒辛温，散寒除湿，主治寒湿泄泻，心腹冷痛等；豆蔻温中健脾，专主腹泻；丁香、木香、小茴香等芳香健脾燥湿止泄，且性味辛温，气味芳香长于渗透肌肤腠理，直

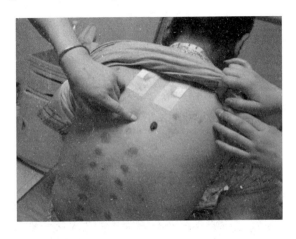

入脏腑，全方辛温宣透、温脾散寒止泻，并选择神阙、足三里、三阴交等脾胃要穴贴敷治疗，起到温通经络、暖脾散寒止泻的功用。

穴位贴敷在新型冠状病毒肺炎的轻型患者及重症患者的恢复期存在着一定的应用价值。体弱者、孕妇、严重心脏病和精神病患者、对发泡疗法恐惧者均应慎用敷贴；婴幼儿皮肤娇嫩，敷贴时间不宜较长，一般每天1次，一次4~8h；皮肤敏感者应在4h以内、禁忌局部有疮疡或感染、颜面五官、孕妇腰骶部、少腹部等部位贴敷。穴位敷贴期间应禁食生冷、海鲜、辛辣等刺激性食物。

人类历史上病毒引起的瘟疫曾留下惨痛的记忆。远有天花、脊髓灰质炎，近有重症急性呼吸综合征（SARS）、埃博拉病毒病……病毒引发的疾

病和灾难从来离人类很近。对于新冠肺炎，我们仍处于不断认识中。祖国医学参与新冠肺炎的预防和救治，发挥特色优势，传承创新，探索病因病机，辨证论治，辨证施护，为人类健康繁衍发挥了不可替代的作用。

参考文献

[1] 国家卫生健康委员会，国家中医药管理局办公室.关于印发新型冠状病毒肺炎诊疗方案(试行第八版)的通知[EB/OL].[2020-08-19].

[2] 林培政，谷晓红.温病学[M].北京:中国中医药出版社,2007:8-14.

[3] 赵钢，曹莹莹等.基于中医经典理论探讨新型冠状病毒肺炎的防治[J].江苏中医药,2020,52(4):38-42.

[4] 郭素云，杨毅华，李丹娟等.新型冠状病毒肺炎疑似病人的中医症候特点和辨证施护[J].全科护理.2020,18(9):1085-1087.

[5] 樊高薇，张小会.新型冠状病毒肺炎之中医病因病机及预防治疗概述[J].陕西中医.2020,41(5):571-573.

[6] 孙钧，柴玲霞，景卫等.新型冠状病毒肺炎中医辨证思路探讨[J].中医研究.2020,33(4):1-2.

[7] 世界中医药学会联合会肺康复专业委员会，中国民族医药学会肺病分会.新型冠状病毒肺炎中医康复专家共识(第一版)[J].中医学报.2020,35(04):681-688.

[8] 岳树锦，李卫红，苏春香等.新型冠状病毒肺炎恢复期居家中医护理康复指引[J].北京中医药,2020,39(05):427-430.

[9] 付小宇，张新雪，赵宗江.基于中医情志疗法探讨新冠肺炎疫期的心理调适方法[J].中国实验方剂学杂志,2020,26(13):39-44.

[10] 周静仪.中药空气消毒剂的临床应用进展[J].中国中医急症,2012,21(11):1812-1813.

[11] 王微，闫蓓，陈扬等.新型冠状病毒肺炎中医药临床用药护理[J].北京中医药.2020,39(04):297-299.

[12] 邹德辉,常宏.浅议中医外治法在新型冠状病毒肺炎的应用价值[J].中医学报.2020,35(05):920-923.

[13] 张淼,欧阳嘉慧,臧明洁等.新型冠状病毒肺炎出院患者中医调护分析与建议[J].湖北中医药大学学报.2020,22(05):121-125.

[14] 蒋凡,彭家玺,袁成凯等.中医情志疗法防治新型冠状病毒肺炎[J].中医学报,2020,35(06):1148-1150.

[15] 宋振东,门红.中医五行音乐疗法解析[J].西部学刊,2020,(03):119-123.

[16] 陈扬,苏同生,伍洁洁.中药香囊在新型冠状病毒肺炎中的应用探讨[J].陕西中医药大学学报,2021,44(01):15-20+51.

[17] 王明洁,张秀琢.艾灸辅助治疗新型冠状病毒肺炎7例[J].中国针灸,2020,40(10):1035-1036.

[18] 王雷,费景兰,温媛媛等.中医刮痧与新型冠状病毒肺炎防治[J].实用中医内科杂志,2020,34(05):1-3.

[19] 李德坤,邹瑜聪,金子开等.中医结合现代康复对于新冠肺炎患者康复思路探讨[J].中医药临床杂志,2020,32(05):832-836.

[20] 杨子峰,何家扬,黄婉怡等.从辩证唯物观和文化自信看新型冠状病毒肺炎的中医药防治[J].中医杂志,2020,61(9):737-740.

[21] 方菊花,孟慧慧,白冬梅等.复合呼吸操提高慢性阻塞性肺疾病患者呼吸锻炼依从性的影响[J].护士进修杂志,2020,35(7):641-643.

[22] 卢幼然,王玉光,焦以庆等.新型冠状病毒肺炎中医证治研究进展[J].中医杂志,2020,61(21):1846-1851.

[23] 沈枭,范伏元.从"温热燥毒"论治新型冠状病毒肺炎[J].中医药临床杂志,2020,32(06):1004-1009.

[24] 毕颖斐,王贤良,苏立硕等.基于文献的新型冠状病毒肺炎中医证候地域性特征分析[J].天津中医药,2020,37(06):623-626.

[25] 魏本君,王庆胜,雍文兴等.甘肃新型冠状病毒肺炎特征及中医治疗[J].中国中医药信息杂志,2020,27(10):13-16.

第十一章　社区管理相关内容

引言：聚焦新冠肺炎疫情提供社区服务。做好面向广大社区居民的政策宣传、解释工作，增进广大社区居民对社区防控工作的理解和认同，强化社区居民心理疏导工作。重点做好社区易感人群（老年人、残疾人、脑瘫患儿等）的关爱照料工作，提升对慢性病患者的健康服务和康复保障。

一、返岗人员的防护

（一）返岗人员管理要点

1. 评估单位返岗员工情况。包括返岗员工数量、居住地、过去 14d 旅居史及人群接触史。

2. 询问流行病学史。近 14d 内是否去过高危险地区、是否接触过新型冠状病毒感染疑似或确诊患者、周围是否有聚集性发病。

3. 减少线下开会频率，有条件者改为网络会议。

4. 每日监测体温，超过 37.3℃应居家观察休息。

5. 持续关注员工健康，每日上报健康信息，如有咳嗽、胸闷、呼吸困难、腹泻、肌肉酸痛等可疑症状，暂停返岗，并及时督促员工去医院发热门诊进行新冠肺炎筛查。

6. 员工就餐时使用一次性餐具或建议员工自带餐具，不与他人共用餐具，采用分批、分时段就餐的方式，避免其任意取食。有条件的可改为盒饭供应或派员工代表分批、分时段领取。

7. 员工用餐时应保持距离，避免在公共场所聚集、交流等。

（二）返岗人员自我防护

1. 规范佩戴口罩。工作包括开会、与人沟通等、外出、超市购物、乘公共交通工具等时，全程正确规范佩戴口罩。

2. 做好手卫生。乘坐交通工具后、饭前便后、与人接触后务必洗手；借助纸巾、衣袖或戴手套等避免直接双手接触电梯按钮、门把手等；乘坐交通工具和外出时戴手套。

3. 保持距离。互相问候时不进行身体接触。避免握手，尽量与他人保持至少 1m 的距离。

4. 正确咳嗽打喷嚏。应用纸巾或弯曲上臂衣袖捂住口鼻，避免用手遮盖，咳嗽或打喷嚏后及时洗手。

5. 注意个人卫生。避免用不清洁的手接触口、鼻、眼。普通单位员工下班回家后及时洗脸，医务人员下班后，洗脸、洗澡完毕再回家。

6. 注意饮食卫生。使用有盖水杯、尽量避免水杯集中密集放置。尽量自带餐食，减少外出就餐及食用外卖的频率，减少交叉感染的风险。

7. 每日用 75% 酒精擦拭消毒手机、钥匙等物品。

8. 不聚餐不聚会，减少去人员密集的公共场所活动，尤其是密闭、空气流动差的场所。

9. 主动做好个人及家庭成员的健康监测，出现可疑症状，及时到发热门诊就诊。

10. 保持良好的生活习惯。保证居室整洁，勤开窗通风、定期消毒。平衡膳食、适度运动、充分休息、避免受凉，保持良好心态。

二、易感人群（老年人）居家护理

（一）目的

提高老年人对疫情防控知识的掌握，稳定老年人情绪，提高其配合度，提升社会疫情防控效率。

（二）适用范围

社区老年人。

（三）执行规范

1. 评估要点

（1）流行病学评估：是否有与疑似或确诊病例接触史，近期是否有疫区旅居史或与疑似或确诊病例有共同交通轨迹。

（2）生活能力评估：是否为失能/长期照护对象。如是，则此类人群在医学观察或集中隔离期间，需解决生活照护问题时，应由专业人员提供帮助。

（3）家庭支持情况评估：是否与子女或其他亲人同住，独居老年人家中有无报警装置、电话、网络等。

2. 社区宣教要点

（1）老年人应尽量居家，尽可能避免外出与他人接触，不串门、不聚会、少外出、不抢屯物资，以减少感染风险和社会恐慌。

（2）社区可通过电话访问、社群打卡等形式进行宣教，必须让老年人意识到这是一个全民动员的事件，人人均应响应，引起老年人的思想重视。

（3）老年人一旦发现自己出现发热（体温超过 37.3℃）、咳嗽等相关症状，第一时间告知家人和社区，在专业人员指导下做好个人防护再前往医院发热门诊就医。

3. 老年人自我防护要点

（1）早发现、早筛查，阻断传播途径：每日自测体温至少一次，居室保持清洁并定时开窗通风，注意防寒保暖以免受凉感冒，坚持勤洗手、不随地吐痰。

（2）培养良好生活意识：食物煮熟或加热后再食用，勿食卤菜等生冷食物，多喝热水。老年人宜选择高蛋白、低盐、低脂及新鲜的蔬菜水果等饮食，少食多餐。适量补充维生素和微量元素。不与他人共用毛巾、漱口杯等洗漱用具，内衣、寝具等勤换勤洗，餐具等可用沸水消毒。

（3）勿擅自用药：建议老年人和家人一起梳理既往病史，记录下老年人疾病既往史、现病史及药物过敏史。将资料随身携带，每次就医时交给医师查阅。

4. 安全、科学防范疫情

（1）不建议使用酒精喷洒消毒。酒精属于易燃易爆化学物品，老年人可能会产生记忆力减退、反应迟缓等问题，储备酒精用于消毒存在安全隐患。

（2）从正规、官方渠道了解疫情进展，不盲信、不传谣。

5. 心理疏导

应在老年人中提倡科学、积极理性地看待疫情的理念，不断学习和甄别有效的防控知识，不听信谣言。子女等家人及时为老年人提供情感关怀、精神鼓励和心理安慰，每天可通过电话、视频等进行信息交流，缓解老年人的紧张情绪。

三、易感人群（脑瘫患儿等）居家护理

1. 家长尽量避免带孩子外出。尤其是人群密集或人流较多的场所，如超市、菜市场、商场、儿童娱乐等场所，外出时为儿童佩戴型号合适的 N95 或医用外科口罩，尽量避免脑瘫患儿乘坐公共交通及接触公共设施等。

2. 保证脑瘫患儿手卫生。家长协助脑瘫患儿饭前便后勤洗手，有条件可进行手部消毒；保持居家环境舒适、温度湿度适宜；定期开窗通风及地面消毒。

3. 家长密切关注脑瘫患儿发热、咳嗽等症状，出现此类症状一定要及时就近就医。

4. 脑瘫患儿训练时接触的所有物品均应消毒处理，可采用含氯消毒剂浸泡、医用酒精擦拭、开水煮沸等方法。

5. 康复训练时家长最好佩戴口罩，感冒的家长不能参加训练；尽量避免在训练中碰触患儿眼睛、口腔、鼻孔等黏膜部位。

6. 加强脑瘫患儿营养。每日营养要均衡，保证水分摄入充足，保证充足的睡眠。

7. 制订合理的康复训练计划。训练方案尽量细化，训练可以分次进行，每次康复训练时间应小于 1h 为宜，应根据孩子的年龄和一般状况进行调整。每天的总训练时间，轻度脑瘫者可保持 2~3h，重度者最多 4h。在做牵拉时动作要缓慢，切忌粗暴，以防肌肉拉伤及关节脱位等情况发生。做好阶段性目标的制订，对薄弱环节进行强化训练，注重引导，以达到最佳康复效果。

8. 从较小的训练强度和训练难度开始，让肌肉有一个良好的适应过程，以便更好地接受下一阶段的训练强度及难度，切忌揠苗助长。

9. 心理护理。家长对于脑瘫患儿要给予更多的关心和鼓励，帮助孩子树立"我能行"的观念，增强其克服困难的决心；对于伴有语言障碍的脑瘫患儿，在早期让其有更多的目光对视，实物接触，言语刺激及动作模仿，早期刺激有利于儿童语言基本能力的发展，有利于儿童语言交流积极性的产生。

10. 充分发挥中医技术优势，提升患儿免疫功能。每日坚持为患儿捏脊保健，自下而上捏脊 5 遍；每日按揉百会、肺俞、脾俞、胃俞、足三里等穴位，每穴按揉不少于 3min，按揉力度根据患儿体质而定。

11. 对于消化功能不好的患儿，可每日进行一次摩腹治疗。腹泻者逆时针摩腹，便秘者顺时针摩腹。

12. 进行家庭训练时，家长尽量以和患儿互动游戏为主，避免或减少和患儿的直接接触，特别不要在训练中触碰患儿眼睛、口腔、鼻孔等黏膜部位，以防微生物通过黏膜感染。

结束语： 返岗人员应注意个人及办公桌用品的清洁、消杀，上下班距离较近时建议步行，避免乘坐拥挤的公共交通工具，避免聚集开会，采用分餐进食，人员密集处戴口罩，勤洗手。老年人居家隔离时应防跌倒，防烫伤，防压疮的出现，及时进行心理疏导，避免出现焦虑等情绪。易感人群居家隔离时应避免外出，戴口罩，注意手卫生。脑瘫患儿应在家长的协助下做好防护和康复训练，由于患儿可能出现语言障碍等问题，家长应格外关注患儿的异常反应，保证患儿疫情防控期间的安全。

参考文献

[1] 蒋艳,刘素珍,王颖.新冠肺炎防控医院护理工作指南[M].成都:四川科学技术出版社,2020.

[2] 宋虎杰,樵成,杜晓刚等.新冠肺炎疫情防控期间脑瘫儿童居家训练[Z].中国康复医学会儿童康复专委会,2020.